Force-complex syndrome

"力"のマネージング

"力"のコンプレックス・シンドロームを超えて

池田雅彦 著

Masahiko Ikeda

医歯薬出版株式会社

This book was originally published in Japanese
under the title of:

CHIKARA NO MANEJINGU
—CHIKARA NO KONPUREKKUSU SHINDOROMU O KOETE—
(Management of "Forces" overcoming Force-Complex Syndrome)

author:

MASAHIKO, Ikeda
  Ikeda Dental Clinic

© 2015   1st ed.

ISHIYAKU PUBLISHERS, INC.
  7-10, Honkomagome 1 chome, Bunkyo-ku,
  Tokyo 113-8612, Japan

はじめに

　筆者が歯科臨床における"力"という命題に興味を持ったのは歯周治療を通してであった．1973年から1976年までの3年間，筆者は北大の歯周病学講座に在籍していたが，当時歯周治療はデンタルプラークへの対策が重視されていた．しかしプラークコントロール重視の治療を進めても，治療経過のよい患者とよくない患者が存在することを体験するようになった．そして，この違いに"力"が何らかのかたちで関与しているのではないかとの臨床実感を持つようになったのは，1976年に開業してからであった．

　患者の口腔に現れている症状が本当に"力"が関与したものかどうか，関与しているとすればどのような種類の"力"がどのように関与しているのか，真実を知りたかった．そこで，多くの論文を読み多くの臨床医の先生方にも顎口腔系に現れるさまざまな事象と"力"との関連について質問をしたが，"力"への対応に結びつく答えを得ることはできなかった．

　手始めに，人間が一日24時間を過ごす中で"力"が発揮されるのはどのような時か考えた．睡眠時ブラキシズム（Sleep bruxim），昼間のブラキシズム，咀嚼時の咬合力などが想定できた．これらの中でもとりわけ大きな"力"を発揮するといわれている睡眠時ブラキシズムから取り組むことにした．

　睡眠時ブラキシズムの評価は，従来，筋電計を使用した方法で行われているが，この計測器を使う臨床医は限られている．そこで筆者は臨床医であれば誰もが実施可能でかつ簡便に製作できるオクルーザルスプリントを患者に装着させ，スプリント上に形成されたファセット（咬耗）を観察して睡眠時ブラキシズムの評価を行うことにした．こうして姿の見えない睡眠時ブラキシズムをやっと視覚的にとらえることができるようになった．本論でも述べるように，患者へのモチベーションを高める際にこの事実はきわめて大きな意味を持っていた．

　長い間臨床医を悩ませるばかりで，どの論文や各種の学会発表の中でも睡眠時ブラキシズムのコントロールは困難とされていた．治療方針について思い悩んでいた折，故押見　宏先生からアドバイスをいただいたことが契機となり，難攻不落と思えていたこの睡眠時ブラキシズムという臨床的命題に自己暗示法を応用することとなり，ようやくコントロールすることができた．

　その一方，"力"が関与しているにもかかわらず睡眠時ブラキシズムの弱いケースにも遭遇した．睡眠時ブラキシズム以外の何らかの"力"が関与していることが想像された．臨床的な経過観察の結果，咀嚼時の過大な咬合力が関与していることが分った．ときには強い睡眠時ブラキシズムに匹敵するような咀嚼時の咬合力のケースも経験した．そこでさまざまな試行錯誤の結果，咀嚼時の咬合力の評価法とコントロール法を考案した．睡眠時ブラキシズムでの臨床研究の経験がここでも生きたといえる．"力"が関与しているケースでは，睡眠時ブラキシズムとともに咀嚼時の咬合力の鑑別診断が必要である．

　本書ではこれまでの臨床成果をもとに睡眠時ブラキシズムと咀嚼時の咬合力に焦点をあて，"力"の実態，"力"の評価法と臨床対応の実際について解説している．本書が"力"への対応で苦慮されている多くの臨床医の臨床的解決に少しでもお役に立てたら筆者としてこれに過ぎる喜びはない．

2015年　盛夏の頃

池田　雅彦

"力"のマネージング
"力"のコンプレックス・シンドロームを超えて

CONTENTS

はじめに iii
[ガイダンス]"力"とはなにか viii

1 過度の咬合力への気づき 1

1 "力"への気づき 2
- 症例 1-1 "力"の要素が関与していない経過のよい症例 3
- 症例 1-2 "力"の要素の強い症例 5

2 "力"とは？ 6
1) 文献的にみた"力" 6
2) 筆者が考える"力"とは 8

2 睡眠時ブラキシズム（SB）とその評価法 9

1 従来のSBの評価法 10
1. 問診 10
2. 筋電計，および顎運動装置の組み合わせ 10
3. PSG（Polysomnography）データによる方法 11
4. その他，口腔内の観察 11

2 SBの評価法 12
1. 筆者の行っているSBの評価法の要点 13
   1) 問診 13
   2) 口腔内観察 13
   3) 自己観察 14
   4) オクルーザルスプリントによる定性・定量的な評価―池田式ブラキシズム評価法 14

3 SB評価用スプリントの製作法 16
1. スプリント完成時にクリアすべきポイント 16
2. SB評価用オクルーザルスプリント製作の実際 16
   1) 技工サイドで行うこと 16
   2) チェアーサイドで行うこと 17

4 SB評価用スプリントの使用法 18
1. SBの強さの評価 19

2．SBのタイプの評価 …………………………………………………………………… 19
  3．SB評価の手順の実際 ………………………………………………………………… 19

3 睡眠時ブラキシズム(SB)と各種の現象との関係 … 23

1 SBの強さと歯周病治療後の経過との関連 …………………………………… 24
2 SBの強さと修復物の脱落との関係 …………………………………………… 24
3 SBの強さと根分岐部病変の関係 ……………………………………………… 25
  症例3-1 炎症の因子が強く"力"の関与が少ない歯周病 ………………………………… 27
  症例3-2 大臼歯すべてに重度の根分岐部病変が認められる重度慢性歯周炎 …………… 30
4 SBの強さと顎関節症との関係 ………………………………………………… 33
  症例3-3 SBのコントロールのみで顎関節症を治癒させた症例 ………………………… 33
5 SBの強さとインプラントの関係 ……………………………………………… 34
  症例3-4 咀嚼時の咬合力によりインプラント周囲炎を発症した症例 …………………… 34
  症例3-5 SBの強さが弱く長期的に口腔内が良好に維持されている症例 ……………… 35
  症例3-6 SBの強さが強く天然歯や上部構造に影響を及ぼした症例 …………………… 36

4 睡眠時ブラキシズム(SB)のコントロール … 39

1 自己暗示法によるSBのコントロール ………………………………………… 40
2 自己暗示法の効果の判定 ………………………………………………………… 41
  1．患者による判定 ………………………………………………………………………… 41
  2．術者による判定 ………………………………………………………………………… 42
3 PSGデータによる自己暗示法の効果判定 ……………………………………… 42
  症例4-1 睡眠クリニックから治療を依頼されたSBによる睡眠障害の症例 …………… 43
4 自己暗示法による成功率と効果の持続 ………………………………………… 45
  調査研究結果 ……………………………………………………………………………… 46
5 自己観察によるSBのコントロール …………………………………………… 47
  調査研究結果 ……………………………………………………………………………… 47
  症例4-2 SBのコントロールの重要性を認識させられた症例 …………………………… 49

5 咀嚼時の過度の咬合力 ……… 53

1 咀嚼時の"力"の気づき ……… 54
- 症例 5-1 咀嚼時の咬合力が強い症例① ……… 55
- 症例 5-2 咀嚼時の咬合力が強い症例② ……… 58

2 咀嚼時の咬合力評価法 ……… 59
1. 複製義歯を使用した方法 ……… 59
2. 咀嚼時の咬合力評価用スプリントによる方法 ……… 59

3 咀嚼時の咬合力評価用スプリントの製作法 ……… 61
1. 材料特性 ……… 61
2. スプリント完成時の調整ポイント ……… 61
3. 技工サイドで行うこと ……… 62
4. チェアーサイドで行うこと ……… 62
5. 使用法と食事記録 ……… 63

4 強い力で噛むのは硬い物が好きだから？ ……… 63
1. 食事内容の分析と結果 ……… 63
2. 結 果 ……… 63
3. 結 論 ……… 64

5 咀嚼時の咬合力のコントロール ……… 66
1. 「コントロール」の実際 ……… 66
2. コントロール後の効果判定 ……… 67
- 症例 5-3 プロビジョナルレストレーションの破折や脱落などが頻発する症例 ……… 68
- 症例 5-4 下顎パーシャルデンチャーの鉤歯の動揺と咀嚼不全を訴える症例 ……… 69
- 症例 5-5 SB と咀嚼時の咬合力が複合した症例 ……… 74

6 "力"のコントロールへのモチベーション ……… 79

1 "力"のコントロールへのモチベーションの大切さ ……… 80
2 I.P.（イニシャルプレパレーション）システム ……… 80
1. 第1ステップ ……… 80
2. 第2ステップ ……… 81

7 "力"のコントロールの実際 ……… 83

- 症例 7-1 "力"を受け止める側の対応のみを図った症例 ……… 85
- 症例 7-2 重度慢性歯周炎に罹患し，反対咬合で強い SB の症例 ……… 90

1 "力"がどのように関与しているか——評価の手順 …… 94
1. 口腔内の観察 …… 94
2. 問診 …… 94
3. 歯周病の症例での検討 …… 95
4. エックス線写真での評価 …… 95
5. SB評価用オクルーザルスプリントによるSB評価 …… 95
6. 咀嚼時の咬合力評価用スプリントを使用した咀嚼時の咬合力評価 …… 96

2 "力"の鑑別診断 …… 96

3 研究1：SBに咬合性因子は影響を与えるのか？ …… 98
1）結果 …… 98
2）結論 …… 98
3）臨床的意義 …… 100

4 SBのコントロールの実際 …… 100
1. 評価の結果弱いSBである場合 …… 101
2. 評価の結果強いSBである場合 …… 101

5 咀嚼時の咬合力のコントロールの実際 …… 101

6 研究2：最後方歯の抜歯要因や歯周病の悪化理由は？ …… 102
1）結果 …… 102
2）結論 …… 103
3）臨床的意義 …… 103

7 オクルーザルスプリントの使用上の問題点 …… 104
1. オクルーザルスプリントが使用できないという患者への対応 …… 104
  1）治療に対するモチベーションが不足の場合 …… 104
  2）オクルーザルスプリントの製作上に問題がある場合 …… 104
  3）ファセットが出ないという患者への対応 …… 104
2. いつまでオクルーザルスプリントを使用するのか …… 105

8 SBの治療効果の出ないときの対策 …… 105

9 "力"を考えることがどれだけ重要なのか教えてくれた1症例 …… 106

症例7-3 36年間の長期経過観察により"力"の有無が顎口腔系の健康にとりどれほど重要かを学んだ症例 …… 107

参考文献 …… 110
ガイダンスの回答 …… 112
おわりに …… 113
索引 …… 114

"力"とはなにか

"力"とは咬合性外傷の外傷力と考えることができるが,
顎口腔系への影響については100年来の論争がある.
この外傷力の実態は,実のところいまだ不明である.

"力"とはどのようなものでしょうか？

　口腔内を観察して判断できるのでしょうか？
　歯の著明なファセット（咬耗・摩耗）を観察して,原因は睡眠時ブラキシズムだと診断しているケースが,これまでに発表された論文などに多く見受けられます.これとは逆に,ファセットがなければ"力"の影響はないだろうと判断しています.これらの診断や判断には根拠があるといえるでしょうか？
　ここで,いくつかの口腔内写真を提示してみます."力"の影響があるかどうか診断してみてください.また"力"の影響があると判断したら,それはどのような種類の"力"なのかも診断してみてください."力"の種類を診断することは大切です.というのは"力"の種類が睡眠時ブラキシズム（Sleep Bruxism, SBと略）であれば,"力"の対策としてSBへのアプローチが必要です.また"力"の種類が食事や間食などの咀嚼時の咬合力とすれば,"力"の対策として咀嚼時の咬合力のコントロールが必要となります."力"の種類がSBと咀嚼時の咬合力が両方とも関与しているとすれば両方へのアプローチが必要です.

注）各設問の答えは巻末112ページをご参照ください.

Q1 上下顎の歯に著明な摩耗が認められます.
この摩耗は明らかに過度の"力"が関与して形成されたと推測されますが,
一体"力"の種類は何でしょうか？

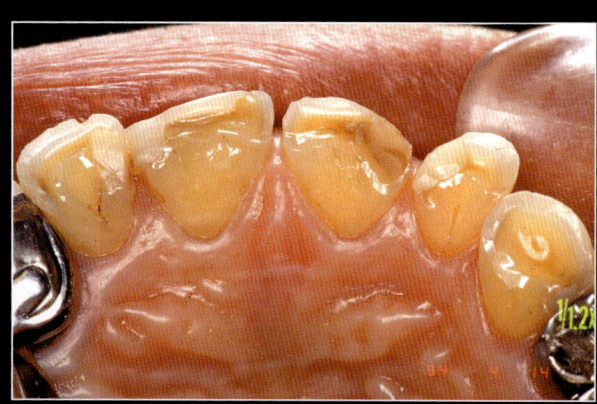
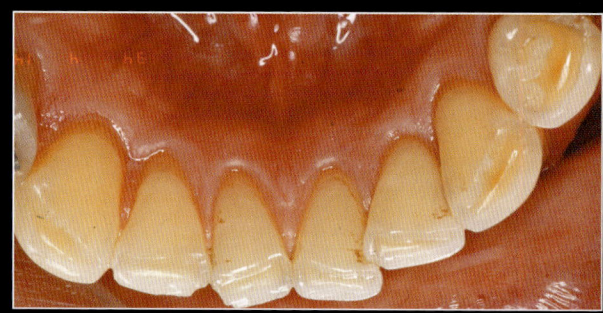

エックス線写真画像ではすべての大臼歯にLindheの分類の3度の根分岐部病変が存在しています．この患者の"力"の種類は何でしょうか？

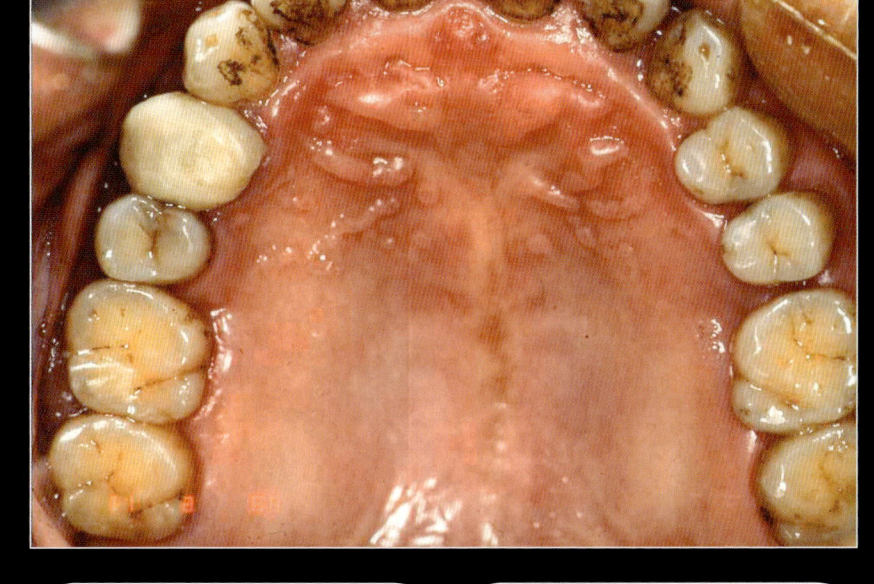

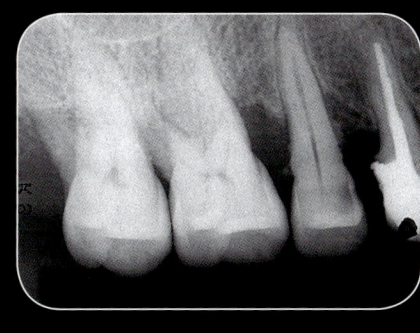
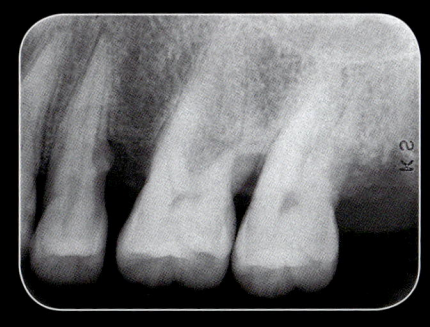

歯の咬合面には摩耗面はみられません．

下顎舌側に骨隆起があります．"力"は関係しているでしょうか？

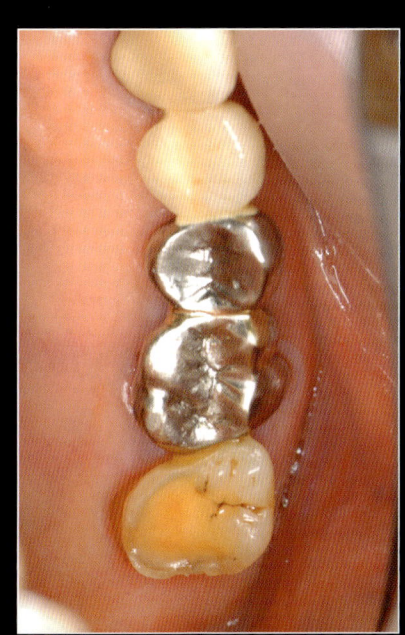

上顎の小臼歯部，大臼歯部に著明な摩耗が認められます．
一体 "力" の種類は何でしょうか？

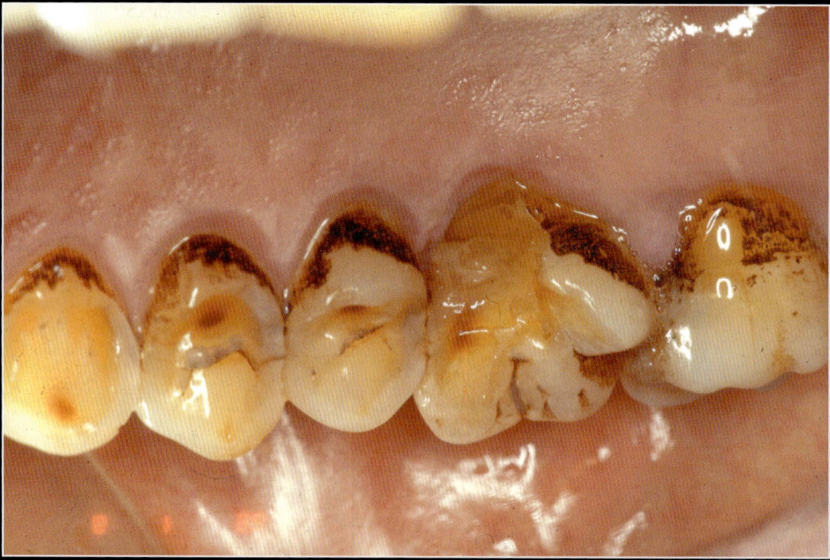

犬歯の摩耗面が認められます．
一体 "力" の種類は何でしょうか？

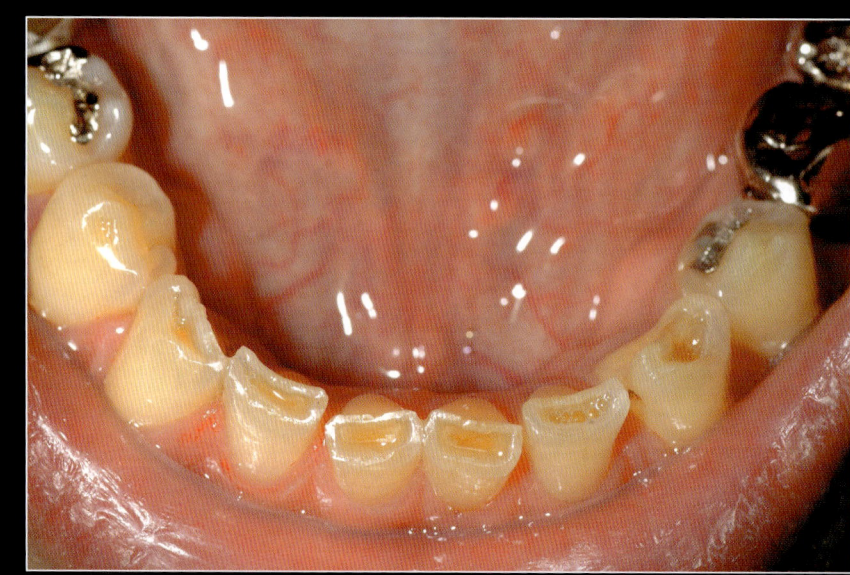

Q6 上の図（A）は犬歯にファセットが認められます．
下の図（B）は全歯にファセットが認められません．
この2人の患者さんの"力"の評価はどうでしょうか？

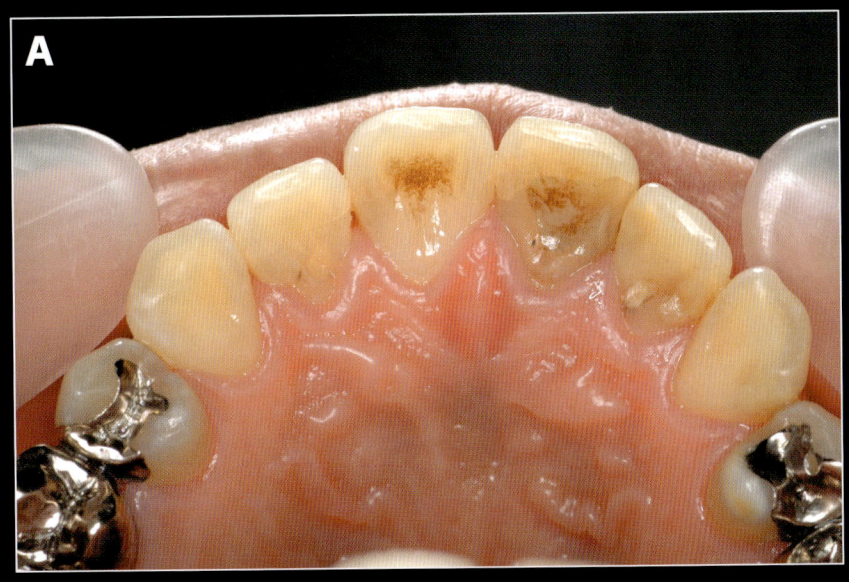

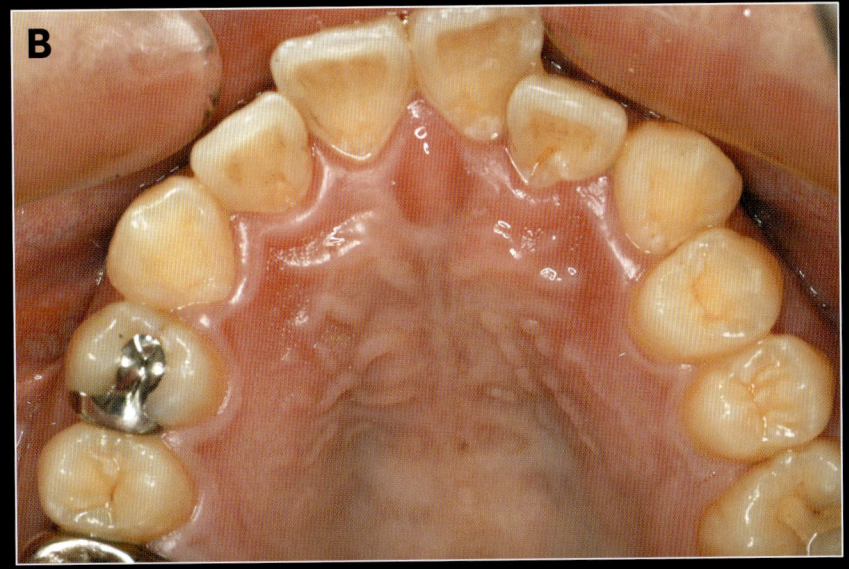

結論 口腔内の歯の摩耗の状態などを観察するだけで"力"の診断を行うことは困難です．
治療を成功させるためには"力"の鑑別診断が重要です．

1

過度の咬合力への気づき

Force-complex syndrome

1 過度の咬合力への気づき

　われわれが卒後に臨床研修を積み，内外の各種研修会などで学んだ考え方やテクニックを応用して治療を行っても，術後経過中や結果に予想外の事柄が起こるケースを少なからず経験する．たとえば，同様な歯周治療を行ってもよい術後経過をたどる場合と，治癒が遅かったり歯周病の再発を繰り返し次第に悪化する場合もある．また，支台歯形成や印象採得，修復物の合着などを同様な手順で行っても修復物の脱落や破損を繰り返すケースがあり，その原因がなかなか思い当たらないことがある．臨床医であれば誰でも経験するこれらの悩ましい事象について，これまで「腑に落ちる」理由や説明が十分になされたとはいいがたい．治療後の結果のこの差は何に由来するのか？

　患者を苦しめ，歯科医療従事者を悩ませるこれらの事象を放置しておいてよいはずがない．治療の質に直接かかわる歯科臨床の根幹の問題である．そこで筆者はこの問題に取り組むにあたってある方法を考えた．まず，これらの疑問の全体を1つのブラック・ボックスに丸ごと入れ，あらためて臨床を観察し直すことから始めた．そしてしばらく臨床経過をつぶさに観察し続けてきたとき，それまで歯周病や歯根破折，顎関節症，修復物の脱落など，顎口腔系に個別に現れているようにみえていた現象が有機的につながり，新しい事象がみえはじめた．

1 "力"への気づき

　歯周病の治療，処置後の経過観察を長期間行っているとわかることがある．炎症のコントロールや咬合調整，固定などの咬合のコントロールを行ったあと，経過のよい症例（**症例1-1**）といわゆるダウンヒルとよばれる経過のよくない症例（**症例1-2**）がみられることである．歯周病はプラークコントロールなど歯周基本治療を主体とした炎症のコントロールと，ときには歯周基本治療に加えて各種の歯周外科，咬合調整，固定などを行えば治癒するといわれている[1]．

　ダウンヒルする外的要因としては細菌およびその産生物などが考えられ，内的要因としてはその細菌に反応する生体の組織抵抗性の問題が考えられる．さらにダウンヒルする理由として，歯肉縁上のプラークコントロールの不徹底さや，歯肉縁下のプラークコントロールの不十分さ（ルートプレーニング，歯周外科など）を再検討してみると，ある種の細菌または細菌叢の存在やそれに対する生体の組織抵抗性が弱いという単純な理由だけでは，十分な説明とはいえない．そこでまず，ダウンヒルたるゆえん（原因）をブラック・ボックスに入れて，そこから考えてみよう．

　症例をじっくり観察してみると，頰舌的な歯周ポケットの存在，骨縁下ポケットの存在，頰粘膜や舌の圧痕，歯の動揺，咬耗，左右両側の根分岐部病変の存在，臼歯の抜歯理由が歯周病に起因している，また問診で判明したブラキシズムの存在など，"力"の要

症例 1-1　"力"の要素が関与していない経過のよい症例

　筆者が大学を卒業して1年目の患者．重度の歯周病患者だったが約40年間良好に経過している．

　この患者のように"力"の要素が関与していないと経過は良好に推移する．もちろんプラークコントロールも良好で，定期的なリコールにも応じている．

患者：35歳，女性（1939年4月生）　　**初診**：1974年8月5日
主訴：4|4の動揺・咀嚼不全　　　　　**診断**：重度の慢性歯周炎

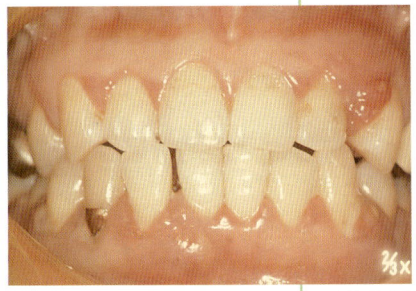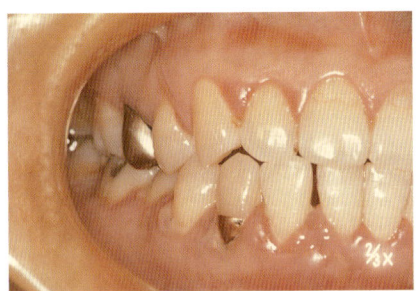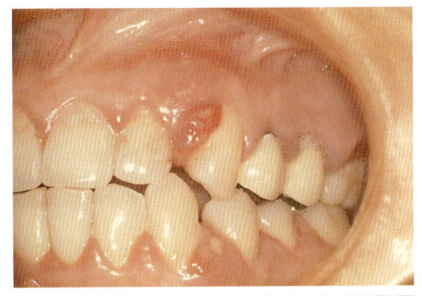

図1-1　初診時の口腔内写真（1974.8.5）．全顎的に浮腫性の歯肉で膿瘍がみられる．2|と|2はクロスバイト．

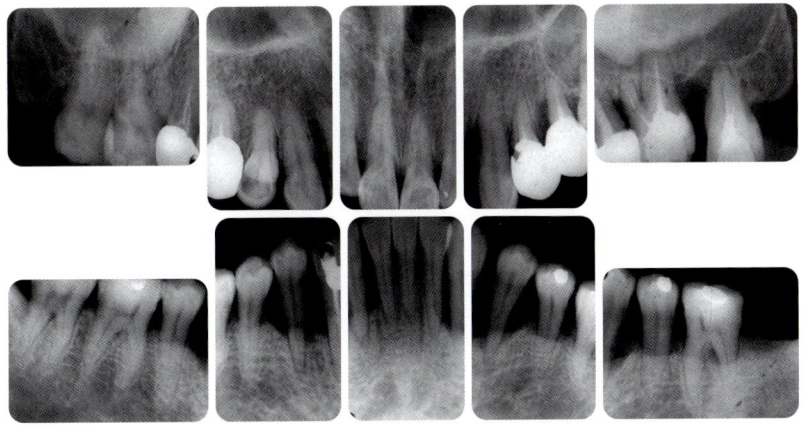

図1-2　初診時のエックス線写真．主訴の4|4は根尖近くまで骨吸収がみられる．|4 5は2次的な咬合性外傷，6|，|6には根分岐部病変，|7，|3は根尖まで骨吸収が認められる．

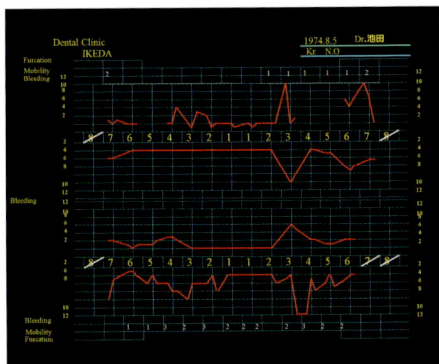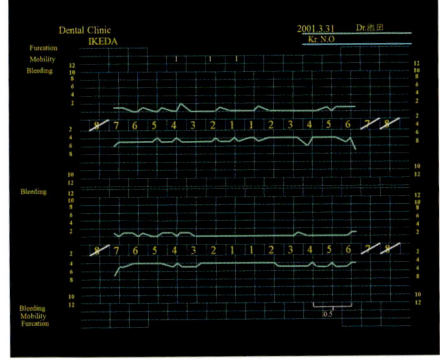

図1-3　初診時のプロービングデプス

図1-4　初診時から27年後のプロービングデプス（2001.3.31）．良好に経過している．

> **症例 1-1** "力"の要素が関与していない経過のよい症例（つづき）

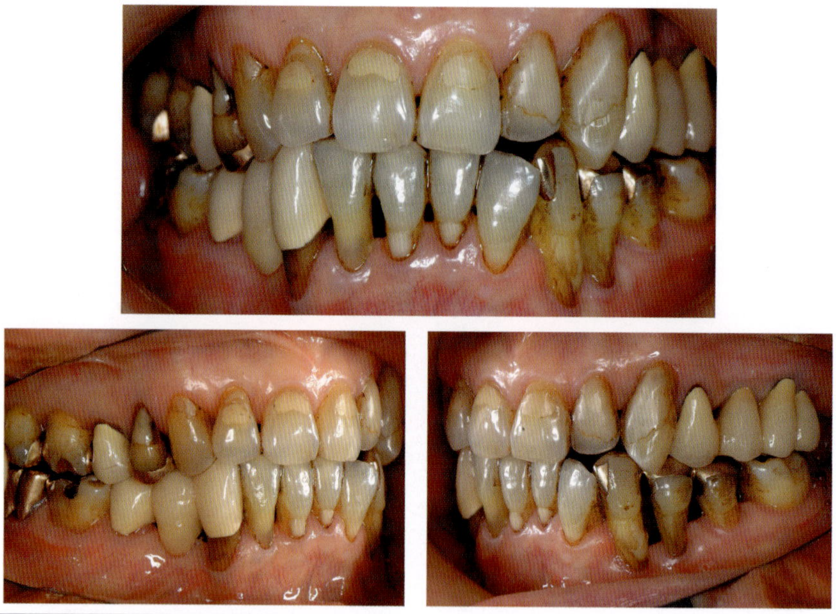

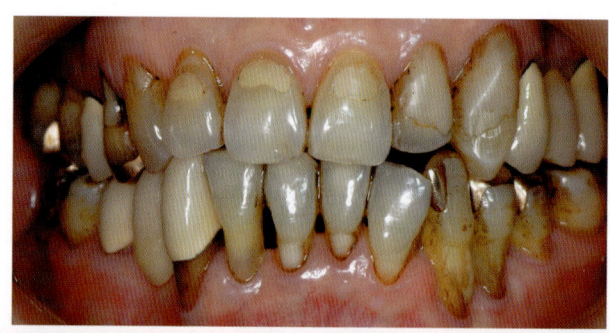

図1-5 初診から38年後の口腔内写真（2012.2.）．プラークコントロールも良好で定期的なリコールに応じている．

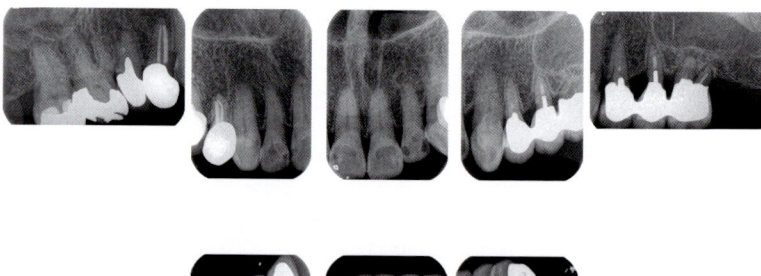

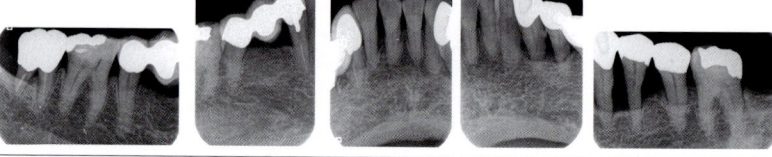

図1-6 骨の状態も安定している（2011.5.8）．

症例 1-2　"力"の要素の強い症例

"力"の要素の強い患者．通常の歯周治療を行っていたが，上顎は総義歯になり下顎も予後不良である．現在も通院しているが，下顎の補綴は再治療を余儀なくされている．

患者：56歳，男性（1945年生）　　**初診**：1985年3月
主訴：上顎の修復についての相談　　**診断**：慢性歯周炎

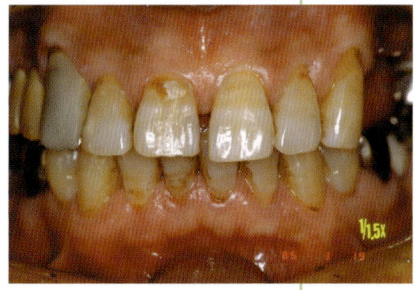
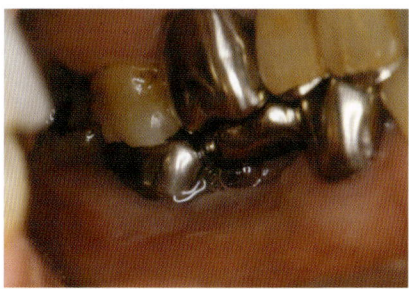
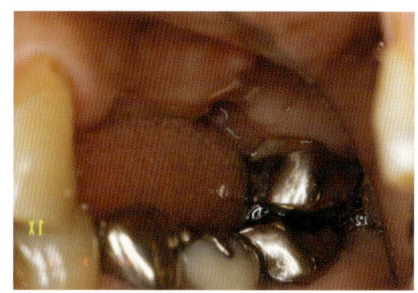

図1-7　初診時の口腔内写真（1985.3.19）．歯肉は線維性で比較的硬く，咬合性外傷が関与していると思われる．

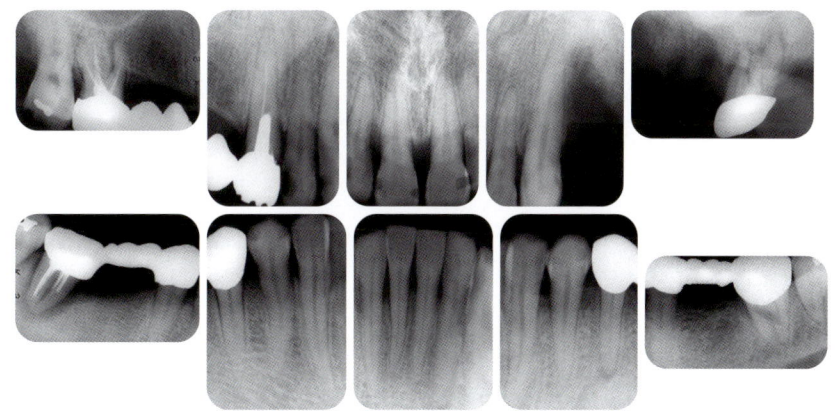

図1-8　初診時のエックス線写真．大臼歯は咬合性外傷が関与しているような骨の吸収像が認められる．上顎左側の小臼歯は歯周病のため抜歯．

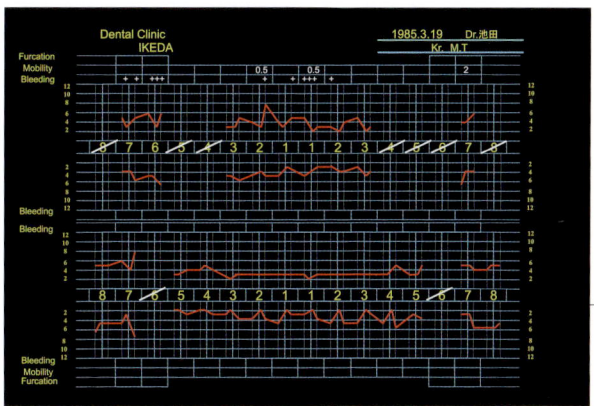

図1-9
初診時のプロービングデプス
（1985.3.19）

> 症例 1-2 "力"の要素の強い症例（つづき）

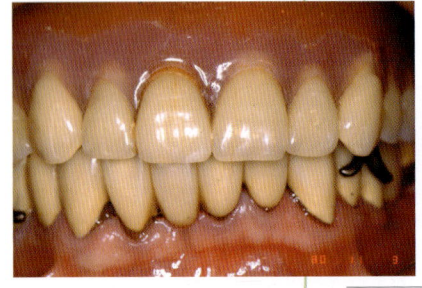
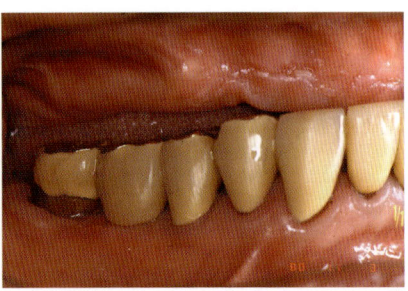
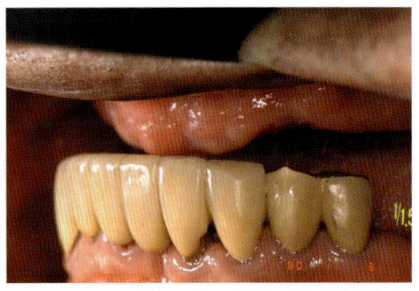

図1-10　初診時から20年後の口腔内写真（2005.1.27）. 上顎は無歯顎になってしまった. 抜歯の大きな原因は過大な"力"だった. 下顎の歯肉の状態も健康な状態ではなく炎症と咬合性外傷の影響があると思われる.

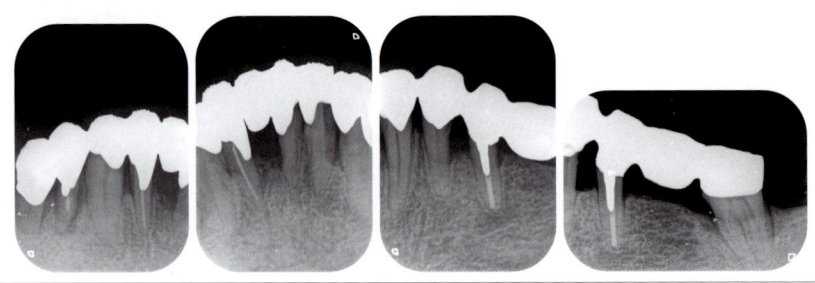

図1-11　初診時から24年後の下顎のエックス線写真（2009.8.26）. まだすっきりとした歯根膜の状態ではない.

因を考慮に入れなければ合理的な説明のできにくい症例や, "力"の要因を加味して検討しなければ腑に落ちる説明ができない症例が数多く存在する.

　そこで, これらの要因のなかで分析可能であった"力"の問題について, 歯周疾患の進行を臨床観察するなかで分析を加えた. その結果, ダウンヒルする多くの症例では"力"が大きく関与していることがわかってきた. このように"力"の臨床実態が少しずつわかってくるにつれて, 他のこれまでよく納得できなかった事例, たとえば根分岐部病変, 歯根破折, 顎関節症, 歯冠修復物の破損・脱落などに対して"力"が関与していることが, 次第に明らかとなってきた. こうして, これまで不明瞭であったブラック・ボックスの中に, 明らかに"力"の要因が潜んでいる実態がわかってきた.

2　"力"とは？

1—文献的にみた"力"

　"力"とはどのように想定できるのであろうか. 一般に"力"は咬合性外傷の外傷力と考えられるが, そもそも咬合性外傷の実態はどのようなものであろうか. 狭義には, 「過度な咬合力によって引き起こされた歯周組織の外傷」, 広義には「外力（主に咬合力）に

よって生じた咀嚼系の損傷」と定義されている[1].

しかしその実態は今もって明らかではない．どのような咬合の要因が歯周組織に損傷を与えるのか，また過度の咬合力とはどのような"力"なのか明確にされていないからである．咬合性外傷によってこうむった歯周組織の損傷の特性についても，十分には明らかになっていない．

"力"（咬合性外傷の外傷力）を検討した研究は数多くない．代表的な研究[2〜5]を紹介しよう．一つは，"力"そのものがわれわれの目には見えないものなので，その実態を知るべく動物実験により実験的に"力"（咬合性外傷の外傷力）を惹起させ，その影響を観察しているいくつかの報告がある．さらに別の報告では，咬合性外傷の存在していた屍体の歯周組織を組織学的に検討している．以下，これらの研究の概要について述べてみよう．

動物実験で咬合性外傷の外傷力の歯周組織への影響を観察した研究として，次の2つの有名な研究がある．スウェーデンのイエテボリのLindheグループ[2]や，アメリカのロチェスターのPolsonグループの仕事[3]である．

Lindheらはビーグル犬を使い，特殊な装置を使用しジグリングフォースを惹起させて歯に外力を加えることによって，炎症と咬合性外傷のモデルをつくっている[2]．この実験においては，ジグリングフォースのみではアタッチメントロスは起こさず，炎症と合併したときにアタッチメントロスを起こすという結論を導き出している．そして実際の治療を行ううえでの咬合性外傷の位置づけを行い，治療を行うにあたって咬合性外傷のコントロールよりも炎症のコントロールの重要性を強調している．

一方，Polsonグループは，実験動物にリスザルを選び，歯間部に近遠心的に交互にラバーを入れることにより外傷力を生じさせ，炎症と外傷力との関係をみている[3]．その結果，外傷力は炎症との共同破壊因子ではないと結論づけている．

両者の違いは，実験に使用した動物の相違やジグリングフォースを惹起した方法によるのかもしれない．しかし，臨床研究は臨床の要求に応えるためになされるべきと考えたとき，両グループでどのような臨床上の外傷力を想定して実験を行っているのか疑問が残る．

いずれにしても，これらの実験によっても咬合性外傷とは何か，また，その外傷力（"力"）とは何か，という点についての具体的な答えは不明なままである．

咬合性外傷の歯周組織への影響を知るために屍体を使用したGlickman[4]とWaerhaug[5]の研究があり，両者の有名な論争がある．彼らの結論の論拠となったのは，いずれも臨床観察に基づくものではなく，屍体を材料とした研究である．これらの研究でGlickmanは2体を，Waerhaugは48体を調査している．両者とも同様に屍体の組織学的な研究を行っているが，その結論は正反対である．Glickmanは，骨縁下欠損を炎症と咬合性外傷が合併したことによって生じたものとしているのに対し，Waerhaugは骨縁下欠損が咬合性外傷によるものではなく，炎症を主体として生じたものと結論している．LindheもこのWaerhaugの意見を支持し，解剖学的な違いが水平的欠損と骨縁下欠損の違いにつながっているとし，咬合性外傷と骨縁下欠損との関連はないと結論づけている．

この違いは何を意味しているのであろうか．また，なぜ同じような研究，観察を行っているにもかかわらず，このように見解の相違が生まれたのであろうか．結論から先にいえば，筆者は彼らの研究が咬合性外傷とは何か，また，その外傷力（"力"）とは何かという"詰め"が，臨床の実態（つまり生体）に即して行われていないことが大きな要因ではないかと考える．彼らは咬合性外傷を咬耗や早期接触といった観点から推測しているが，咬合性外傷を，外傷力（"力"）とは何か，また，その外傷力を受け止める生体各部（ここでは顎口腔系の諸組織を指す）の条件について，もっとダイナミックな点から考えなくてはならない．そのためには，生体（患者）を精神的にも肉体的にももっと詳細に観察（臨床観察，しかし実験ではなく）することが必要であろう．

2—筆者が考える"力"とは

　筆者は，"力"とは何かを知るために，成書や論文を読んだり他分野の研究者に直接質問をしてみたが，明瞭な回答を得ることができなかった．これまで外傷力として働く"力"とは何かという問題について，臨床的な観点からほとんど言及されていないのである．唯一 Zarb と Deporter[6] らは，その成書において歯周組織に損傷を与える外傷力は，咀嚼力ではなくパラファンクショナルな外傷力であると述べている．残念なことに，その根拠となるデータを示していない．さらに外傷力の質にも言及していない．

　そこで30年以上前より，筆者自身で"力"について研究を始めることとした．そうはいっても，筆者は大学の研究者ではない．徒手空拳，筆者が使えるのは来院患者と筆者自身のみである．

　まず顎口腔系に働く"力"にはどのようなことが考えられるか，という誰もが疑うことのできない基本的な問いから始めることとした．人間が1日24時間過ごすなかでは，顎口腔系にどのような"力"が発生すると推定できるのか．咀嚼時の咬合力，嚥下時の力，部分床義歯の鉤歯などへの力，舌や頬粘膜の力，睡眠時ブラキシズム，昼間のブラキシズムなどが考えられる．また，それぞれの力はどの程度の大きさで顎口腔系へどのような影響を及ぼしているのであろうか．この顎口腔系への影響を考えるときに注意したいのは，あげられる咬合要因として外傷力の大きさだけでなく，咬合接触状態や歯数，歯の位置関係など，咬合力を受け止める側の要因，および外傷力の大きさと力のかかる方向や部位などの外傷力の質を考慮する必要がある．

　咀嚼時（食事や間食など）の咬合力に関しては，通常，最大でもその個人の最大咬合力の約40%（20 kg 程度）が発揮され，最大咬合力が荷重されることはないとされている．その理由は，歯根膜の感覚受容器により加重力そのものが制御されていることはもちろん，食事や間食などの咀嚼時間が限られていることから，歯への作用時間が少ないからである．一方，ブラキシズムに関しては，人により最大咬合力以上（100 kg 以上）の大きな力が発生することがあるといわれている．

　そこで筆者は30数年前に，まず顎口腔系の"力"のなかで最も大きな"力"を発生させると考えられている反面，全貌が全く不明であった睡眠時ブラキシズムの臨床実態を把握するため，その定性的・定量的な評価法を検討することとした．このテーマは次章で述べる．

2

睡眠時ブラキシズム（SB）とその評価

Force-complex syndrome

2 睡眠時ブラキシズム（SB）とその評価法

　睡眠時ブラキシズム（Sleep Bruxism，以下 SB と略）は，一般に睡眠中のグラインディングおよびクレンチング（ときにはタッピング）を指し，異常機能習癖の一つと考えられている．SB は，PSG（Polysomnography）や筋電計などを用いて試みの評価がなされているが，われわれ臨床家がチェアーサイドで使用することは容易ではない．また，SB の評価法自体が確立されているとはいいがたい．問題点を整理するため，手はじめに従来行われている SB の評価法についてふれてみる．

1　従来の SB の評価法

　臨床における SB の評価法は従来，次のような事項が行われてきた．
① 問　診
② 筋電計，および顎運動装置との組み合わせ
③ PSG データによる方法
④ その他，口腔内の観察
　これらの方法と問題点について詳しくみてみよう．

1—問　診

　ブラキシズムの臨床評価を行う際，まず患者の自覚，他覚についての問診を行う．
　多くの患者はブラキシズムについての自覚を訴えることは少なく，仮に自覚があった場合でも，ブラキシズムはよくない習癖だと考える傾向があり，必ずしも患者の回答がそのまま正確な評価に結びつくとは限らない．他覚については，自覚よりもブラキシズムの有無について知ることができる．他覚の場合も自覚のときと同じように，仮にブラキシズムを他者から指摘されていたとしても，正直に答えるとは限らない．他者から指摘を受けていなくても，その患者の友人や同居している人，または家族などにあらためてブラキシズムの有無を聞いてもらうと，さらにブラキシズムの存在を知ることができることもある．
　問診のなかで，子供のころはやっていたが，現在はしていないと答える場合がある．しかし実際には，子供のころと同様に現在もブラキシズムを行っていることが多い．問診でブラキシズムがないからといって，ブラキシズムを行っていないと即断することは差し控えるべきである．

2—筋電計，および顎運動装置の組み合わせ

　これまで咀嚼筋群の皮膚表面の筋活動電位の変化で，ブラキシズムの診断が行われてきた[1]．測定場所が限定されることや，測定装置による被験者へのストレスなどのため，

ブラキシズムの状態が正確に診断できるかどうか疑問がある．チェアーサイドや家庭で測定できる簡易型のポータブル筋電計などが開発されてきた．しかし，歯科医師や患者に日常的に使用できる段階ではなく，まだ実験的に使われているのが現状である．

　筋電計と顎運動装置を組み合わせた診断用システムも，加藤ら[2]によって試みられてきている．この研究のなかでブラキシズムはグラインディング型であってもクレンチングが入り交じっていたり，クレンチング型であってもグラインディングをしていることがあるなど，重要な臨床観察がなされているが，これらの装置を一般患者に用いるのは困難なようである．

　筋電計によるブラキシズムの診断は，場所・時間・装置のストレスなどのファクターを考慮に入れると，まだ一般臨床においては実用的ではないと考えられる．

3―PSG（Polysomnography）データによる方法

　睡眠クリニックで夜間睡眠時に脳波計を装着して被験者の睡眠時の各種の活動を検査する．睡眠時の脳波をはじめとする各種のデータとともにSBの評価を行う．しかしPSGではSBの定性的な評価は可能であるが，定量的な評価はできない．また，われわれ臨床家が日常的に行う評価法としては不適当である．

4―その他，口腔内の観察

　頬粘膜，舌の圧痕，歯の咬耗・摩耗（図2-1），骨隆起（図2-2），歯根破折（図2-3, 4）などがブラキシズムの診断の目安として使用されてきているが，ブラキシズムの診断の参考にはなっても確定診断法とはならない．すなわち，咬耗や骨隆起なども"力"の影響によるのかもしれないが，それが過去に存在した"力"の結果なのか，現在も"力"の影響を受けている進行形なのかは明らかとはならない．また，暫間修復物の破損や修復物の繰り返される脱落，パーシャルデンチャーの破損，何度調整を繰り返しても総義歯の安定が得られなかったり，解消されない疼痛，修復物に出現する皺襞（wrinkle）[3]（図2-5），歯頸部歯肉退縮（図2-6），その他，暫間固定が外れやすいことや修復物を仮着したときの仮着セメントの溶解，歯頸部くさび状欠損（図2-7）など，臨床で

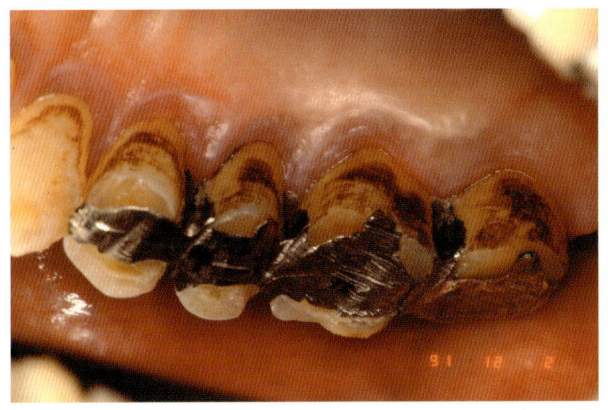

図2-1　強いブラキシズム患者の上顎大臼歯部の咬合面に著しい咬耗が認められる．

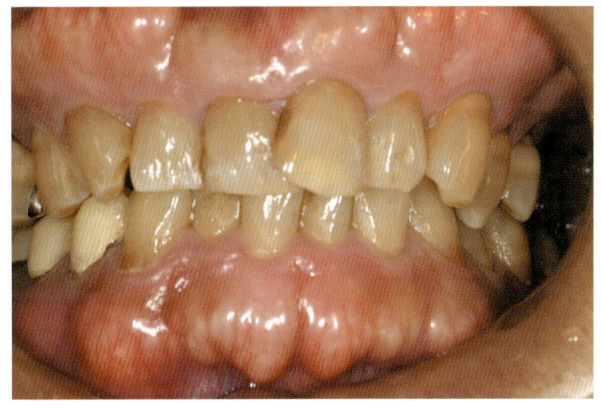

図2-2　著明な骨隆起が上下顎頬側にみられる．SBによって形成されるといわれているが，どのように形成されるかは未解決である．

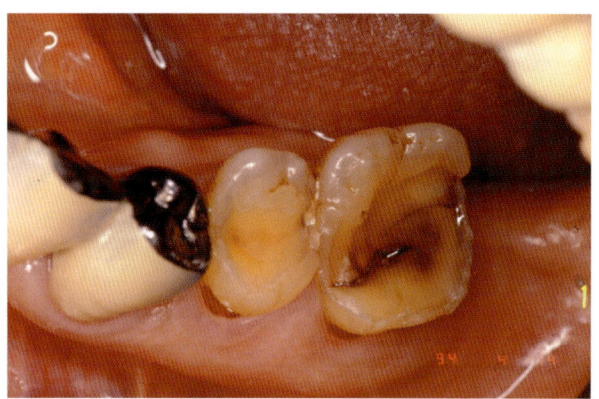

図 2-3 臼歯部の著しい咬耗と大臼歯の歯根破折線

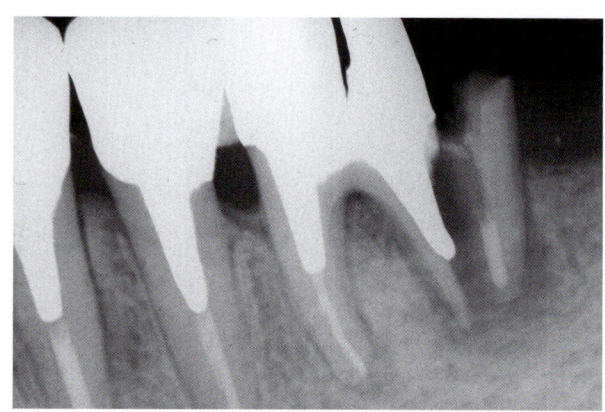

図 2-4 強い SB 患者の大臼歯の遠心根破折

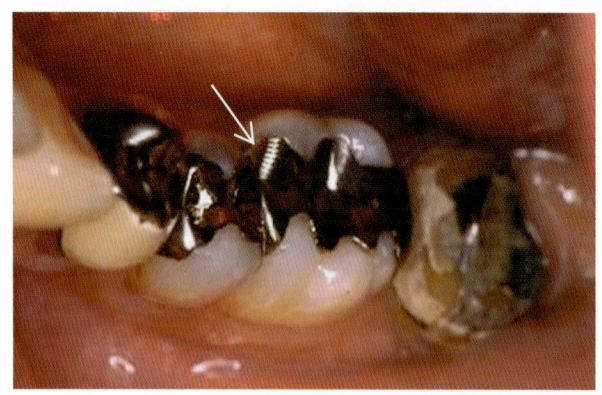

図 2-5 下顎左側第一大臼歯のインレーの近心隅角部に皺襞（wrinkle）がみられる（矢印）．強い"力"で形成されると推測されているが，まだ実証的に解明されたわけではない．

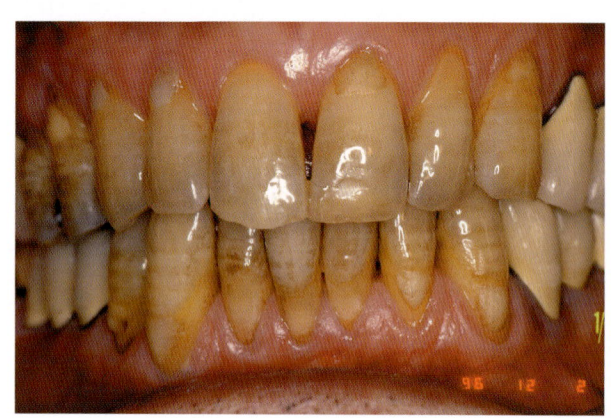

図 2-6 強い SB 患者の歯肉．歯肉退縮が認められる．

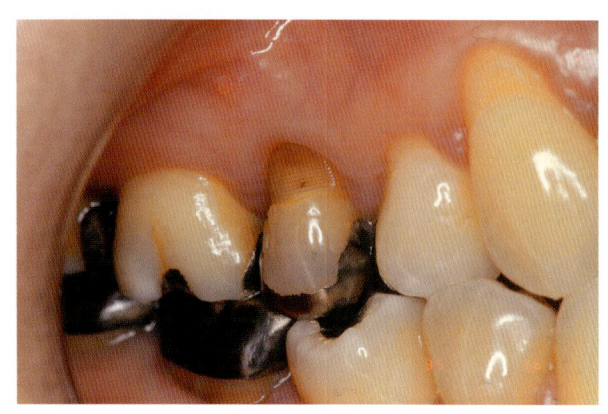

図 2-7 上顎右側第二小臼歯にみられた SB 患者の歯頸部くさび状欠損．欠損部の内部に線状の模様がみられる．

しばしば観察される事象も，ブラキシズムの有無や強さの参考にはなるが，ブラキシズムの確定的な診断法とするにはさらに検討が必要であろう．

2　SB の評価法

　SB は睡眠中の無意識時の顎の挙動であり確定診断は困難であるが，臨床の現場において"力"の問題に対応を迫られることは多い．従来の SB 評価法では日常臨床には十分には応用できないので，われわれはこの約 30 年間，さまざまな試行錯誤を重ねながら，"力"のなかでもとりわけ重要な意味をもつブラキシズムの臨床評価とその対応に取

り組んできた．われわれの行ってきたブラキシズムの臨床評価法[3]が，"力"全体の問題に取り組む大きな契機となっている．

1―筆者の行っているSBの評価法の要点

従来行われている問診，口腔内観察，筋電計などを用いた方法では，SBの確定診断は困難である．そこで，われわれなりに工夫をしてきた問診法や自己観察法に加えて，患者にオクルーザルスプリントを装着させ，このスプリント上にできるファセットを観察することによって，独自のブラキシズムの定性・定量的な評価を行ってきた（池田式ブラキシズム評価法）．この方法によってSBの臨床評価の質を飛躍的に高めることができた．

筆者が実施しているSB評価の要点[4]は次のとおりである．
① 問　診
② 口腔内観察
③ 自己観察
④ オクルーザルスプリント（池田式ブラキシズム評価法）
⑤ その他

これらの事項について詳しく述べる．

ただし，この評価法をスムーズに実行するためには，事前に患者が自身の口腔の健康の確立・維持のために歯の治療と並行してSBの治療がきわめて重要であることを十分に理解していることが必要である（患者のSBの治療へのモチベーションは第6章を参照されたい）．

1）問　診

ブラキシズムの自覚，他覚の有無を患者に質問し（質問のときは「歯ぎしり」という言葉を使う），ブラキシズムの定性的な診断を行う．

ただ単に患者に「歯ぎしりをしていますか？」と問いかけても患者が正直に答えるとは限らない．歯ぎしりはよくない習癖ではないかと考えている人が多いからである．明らかにSBを行っている人に，あるときSBを指摘したことがあったが，「妻とは何十年も一緒に同室で寝ているけれど，歯ぎしりを指摘されたことはない」とSBに対して否定的な答えであった．そこで，「歯ぎしりを行っていると思うので，あらためて奥様に聞いてみてください」と伝え，次回来院時に再度質問することとした．すると次回には「あれから妻に聞いてみたところ，寝ている間に歯ぎしりをしている」との回答であった．夫婦のように親しい関係であっても妻は歯ぎしりは悪いものだと考え，これまで夫に指摘しなかったのである．問診をする際には，このような心理的な背景も考慮する必要がある．

筆者はこのような患者に対しては，「歯ぎしりは癖のようなもので大なり小なり誰でもしている．ただその強さが弱いか強いかの違いだけです」といって歯ぎしりはよくないことだという思い込みをやめさせ，本心を聞き出すこともある．

2）口腔内観察

歯や修復物の表面の咬耗・摩耗を観察して"力"の影響があること推測する．SBに

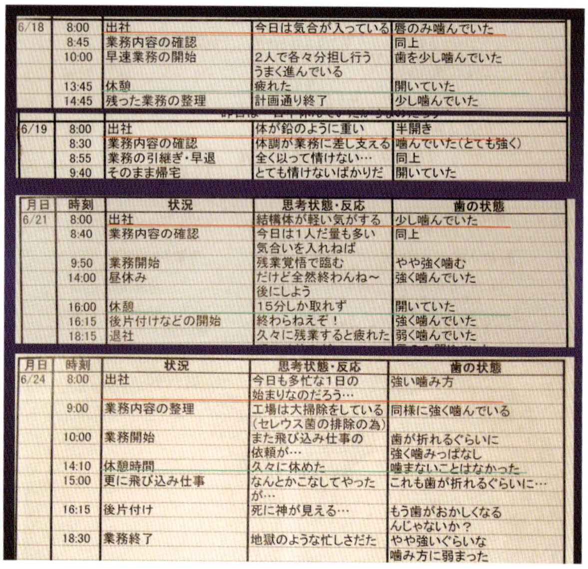

月日	時刻	状況	思考状態・反応	歯の状態
6/18	8:00	出社	今日は気合が入っている	昼のみ噛んでいた
	8:45	業務内容の確認		同上
	10:00	早速業務の開始	2人で各々分担し行う	歯を少し噛んでいた
			うまく進んでいる	
	13:45	休憩	疲れた	開いていた
	14:45	残った業務の整理	計画通り終了	少し噛んでいた
6/19	8:00	出社	体が鉛のように重い	半開き
	8:30	業務内容の確認	体調が業務に差し支える	噛んでいた(とても強く)
	8:55	業務の引継ぎ・早退	全く以って情けない…	同上
	9:40	そのまま帰宅	とても情けないばかりだ	開いていた

月日	時刻	状況	思考状態・反応	歯の状態
6/21	8:00	出社	結構体が軽い気がする	少し噛んでいた
	8:40	業務内容の確認	今日は1人だ量も多い	同上
			気合いを入れねば	
	9:50	業務開始	残業覚悟で臨む	やや強く噛む
	14:00	昼休み	だけど全然終わんね～	強く噛んでいた
			後にしよう	
	16:00	休憩	15分しか取れず	開いていた
	16:15	後片付けなどの開始	終わらねえぞ！	強く噛んでいた
	18:15	退社	久々に残業すると疲れた	弱く噛んでいた

月日	時刻	状況	思考状態・反応	歯の状態
6/24	8:00	出社	今日も多忙な1日の	強い噛み方
			始まりなのだろう…	
	9:00	業務内容の整理	工場は大掃除をしている	同様に強く噛んでいる
			(セレウス菌の排除の為)	
	10:00	業務開始	また飛び込み仕事の	歯が折れるぐらいに
			依頼が…	強く噛みっぱなし
	14:10	休憩時間	久々に休めた	噛まないことはなかった
	15:00	更に飛び込み仕事	なんとかこなしてやった	これも歯が折れるぐらいに…
			が…	
	16:15	後片付け	死に神が見える…	もう歯がおかしくなる
				んじゃないか？
	18:30	業務終了	地獄のような忙しさだた	やや強いぐらいな
				噛み方に弱まった

図 2-8　自分を深く知ろうとしている自己観察例．同じ状況でも思考状態や精神状態が異なるので歯の接触状態は変化する．

	21:38	web 閲覧	○
5/5(土)	9:25	一服	○
	11:05	新聞を読む	○
	14:12	読書	○
	16:25	転寝	×
	23:25	読書	○
5/6(日)	9:54	一服	○
	12:45	散歩	○
	15:25	買い物	○
	17:59	読書	○
	21:53	読書	○
5/7(月)	8:55	メールを読む	○
	10:54	考え事	○
	14:22	データの整理	○
	16:25	打ち合わせ	○
	21:45	web 閲覧	○
5/8(火)	9:19	資料を見る	○
	12:05	一服	○
	15:14	資料の作成	○
	17:50	資料の作成	○
	19:25	資料の作成	○
5/9(水)	9:56	資料の作成	○
	11:05	資料の作成	○
	12:45	転寝	×
	15:46	資料の作成	○
	21:22	新聞を読む	○
5/10(木)	9:44	メールを読む	○
	11:15	資料の作成	○
	12:55	転寝	×
	16:35	論文を読む	○
	18:32	メールを読む	○
5/11(金)	10:06	一服	○
	11:13	資料の作成	○
	14:07	打ち合わせ	○
	16:02	メールを読む	○

図 2-9　このような観察例が一般的である．

よって生じた咬耗・摩耗には光沢があることが多い．後ほど述べる咀嚼時の咬合力で生じた咬耗・摩耗と区別することは重要である．修復物などにみられる皺襞（wrinkle）[3]，歯頸部くさび状欠損が認められるときも“力”が関与していることが推測されるが，本当に SB が関与しているかどうかは不明である．

3）自己観察

睡眠時以外の起きているときの上下の歯の接触状態を観察させる．後述するが，この自己観察[5]の結果，日中の歯の接触が多いとその多さに比例して SB も多いと思われる．

自己観察を行ってもらう際には，患者には次のように観察の方法を教える．人間は睡眠時以外の起きているときも無意識の行動が多い．たとえば，目の瞬きも無意識の行動なので意識して観察することで目の瞬きの状態がわかる．呼吸についてもいつ・どのように空気を吸ったか，吐いたか観察することによって呼吸の状態が判明する．上下顎の歯の接触状態もほとんど無意識に行われていることを説明する．そして起床してから寝るまでの 1 日のいろいろな場面での歯の接触状態の観察法について教える．たとえば起床時，テレビを見ているとき，新聞や雑誌などを読んでいるとき，料理をつくっているとき，仕事をしているときなど自由な方法でメモを取らせる．本人の治療への参加の意識が高いほど詳細に記録を取る傾向がある（**図 2-8，9**）．

4）オクルーザルスプリントによる定性・定量的な評価 —池田式ブラキシズム評価法

オクルーザルスプリントを睡眠時に使用させ，表面に形成されるファセットの形，深さなどを観察してその形と深さで，SB の強さ，およびグラインディング型，クレンチング型，混合型のタイプを推測する評価法である．ただ，SB の強さは数 kg から 100 kg 以上の範囲にわたるので，その強さに応じてファセットが印記できるオクルーザルスプリント用のレジンが必要となる．顎関節症の治療などに使用される熱重合型レジンのスプ

2 睡眠時ブラキシズム（SB）とその評価法

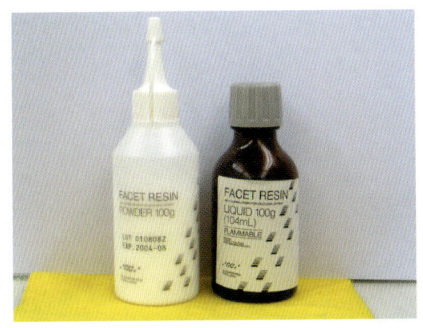

図2-10 SB評価用の「ファセットレジン®」（ジーシー社製）．常温重合型である．

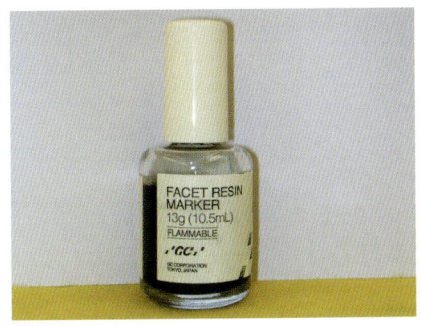

図2-11 レジンのスプリント上に形成されたファセットはそのままでは判別が困難なので，油性のインク「ファセットレジンマーカー®」（ジーシー社製）を塗布しておくとファセットの観察が容易である．

表2-1 ファセットレジン®の理工学的特性（㈱ジーシー研究所調べ）[6]
このレジンは，常温重合型レジンでSBの強さでファセットが形成される特性をもっている．

硬化時間	7分25秒
曲げ強度	68.1 Mpa
摩耗試験	31.8 μm（4.5）
ヌープ強さ	13.0

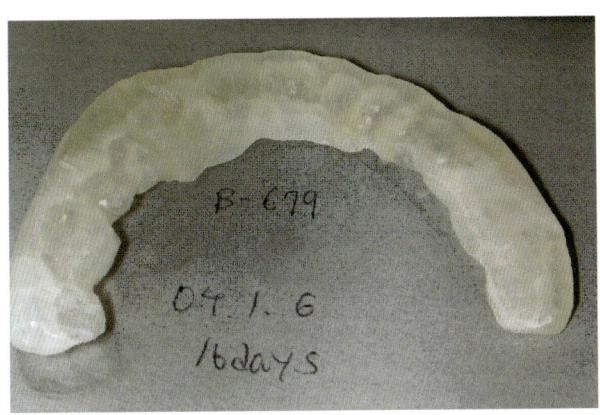

図2-12 スプリントにファセットレジンマーカー®を塗布しないで使用させたときのファセット．弱いSBではファセットの判別が困難である．

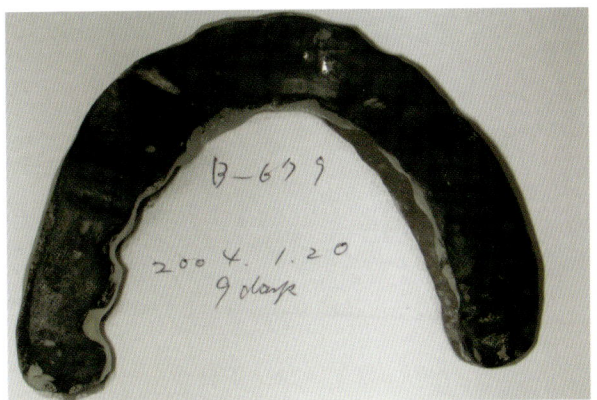

図2-13 同一患者．スプリントにファセットレジンマーカー®を塗布して使用させたときのファセットの状態．弱いSBでもファセットは識別できる．

リントは硬すぎてファセットが記録しにくく，SBの評価法に使用するには不適である．そこで，その材料を株式会社ジーシーの研究所と共同開発し，「ファセットレジン®」（**図 2-10**）として製品化した．ファセットレジン®の理工学的特性は**表 2-1**に示した．

また，スプリント上に形成されたファセットを，患者にもわれわれにも識別しやすくするための油性のインクを同じく株式会社ジーシーの研究所と共同開発し，「ファセットレジンマーカー®」（**図 2-11**）として製品化した．もちろん，「ファセットレジン®」，「ファセットレジンマーカー®」とも厚労省の承認済み医療用材料である*,**．

* ファセットレジン：一般医療機器　歯科咬診断用材料　23B2X00038000035
**ファセットレジンマーカー：一般医療機器　歯科用マーカー　23B2X00038000036

オクルーザルスプリントによる池田式SB評価法の特徴は次のとおりである．

池田式ブラシズム評価法の特徴	
1	費用が比較的安価である．
2	簡単に製作できる．
3	筋電計などと違って容易に数多くつくることができ，同時に多くの患者の評価が可能である．
4	モニタリングが容易である．

3　SB評価用スプリントの製作法（図2-14〜18）

1―スプリント完成時にクリアすべきポイント

① スプリントの咬合面ができるだけ平らで，可能な限り対合歯と均等に点接触させるように製作し，咬合面に形成されるファセットの評価が行いやすい表面構造とする．

② 装着時における違和感が少ないこと．そのためには前歯部唇側と臼歯部口蓋側を極力薄くし，前歯部にはスプリント装着時に唇側から側方圧が加わらないように，臼歯部には歯軸方向以外の側方圧が加わらないように設計する．また，咬合挙上量は患者の安静空隙量にとどめる．

次項で，レジン削り出しによる咬合面形成法を中心に，SB評価用オクルーザルスプリントの製作法[7]を解説する．

2―SB評価用オクルーザルスプリント製作の実際

1）技工サイドで行うこと

① 上顎にスプリント製作用模型をつくる．使用する石膏は硬石膏が望ましい．

② スプリント製作用模型にレジン分離剤を塗布する．

③ ファセットレジン®を標準粉液比（液4mL：粉8g）で混和し，気泡を入れないようにスパチュラでゆっくり混ぜながら餅状になるまで待つ．

④ 餅状になったレジンを手で棒状にし，スタディーモデルに圧接してスプリントの概形をつくる．圧接の仕方は，咬合面にレジンを乗せ，咬合面から歯の周囲にかけて厚みに配慮しながら伸ばすと気泡が入らず，きれいに仕上がる．

⑤ 概形をつくる際の目安

正常咬合・開咬の場合：前歯部は厚く臼歯部は極力薄くする（約0.5mm）．

過蓋咬合：臼歯部を厚く前歯部を薄くする．

⑥ 概形をつくったあと，発熱硬化が始まる前に冷水下で模型から脱着を繰り返すことにより（約10分間）レジンの収縮を補正し，適度な適合に仕上げる．なお，圧力釜を使用して製作する方法は硬度が増し，正確な評価値が得られないので行わない．

2 睡眠時ブラキシズム（SB）とその評価法

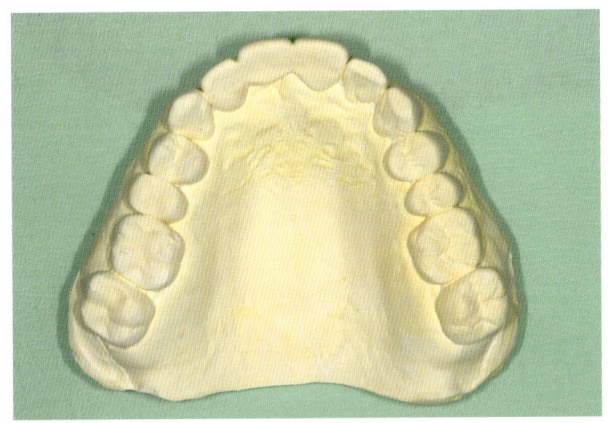

図2-14 硬石膏で上顎の製作用模型をつくる．

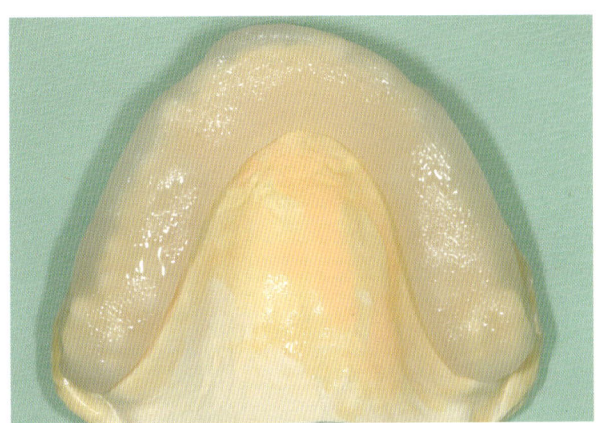

図2-15 上顎の製作用模型上にファセットレジン®を圧接して概形をつくる．

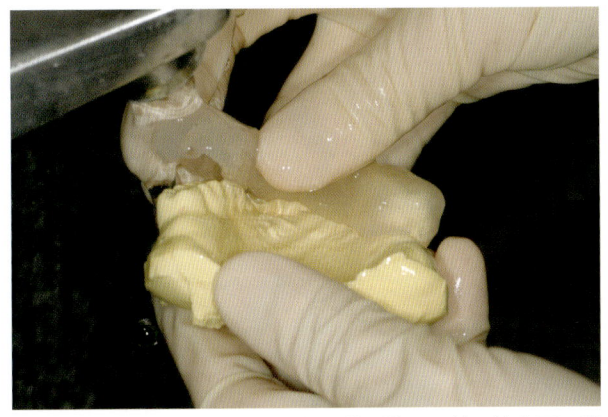

図2-16 概形をつくったら発熱硬化が始まる前に流水下で模型から着脱を繰り返し（約10分間），適度な適合状態に仕上げる．

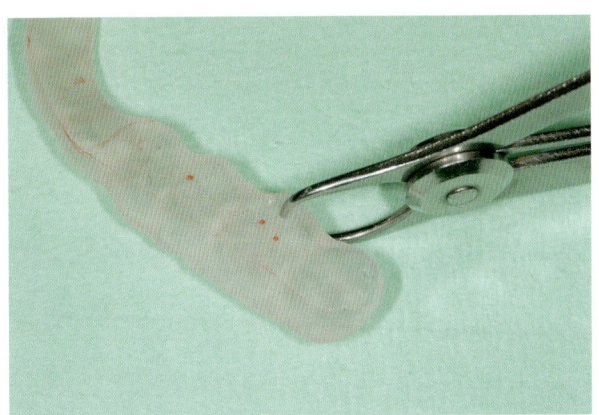

図2-17 スプリントの厚さをメジャリングデバイスで適宜計測する．

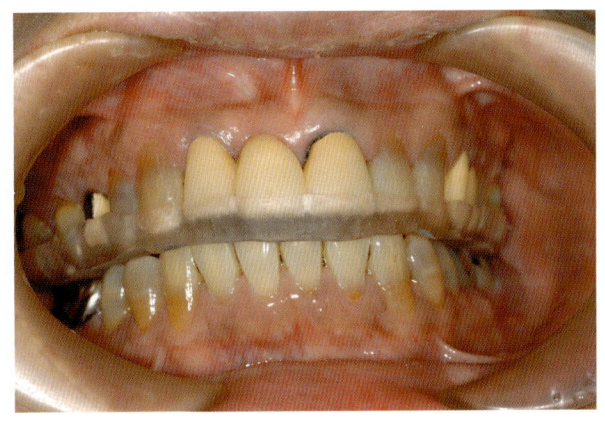

図2-18 口腔内に試適して内面の適合度のチェックおよび咬合面の調整などを行う．

2）チェアーサイドで行うこと

① まず口腔内に試適して内面の適合やガタつきをチェックする．適合がきついようであれば義歯適合試験材などを用いてチェックする．

　前歯部唇側と臼歯部舌側の適合をよくするためにレジンを盛る．この場合，前歯部ではレジンが唇側のみでなく，切縁にもわずかにかかるようにする．臼歯部は，臼歯部口蓋側と機能咬頭頂まで覆うようにすると必要以上にきつくなくなり，また違和感の元となる側方圧がかかりにくくなる．硬化までの間，模型のときと同様の要領で収

17

縮量補正のためにスプリントの出し入れを繰り返す．この作業を怠ると患者がスプリントの「きつさ」を訴える．

② 次に咬合面の調整を行う．

　下顎をリラックスした位置に誘導してタッピングさせ，咬合紙を噛ませる．咬合紙で印記された部分をどの程度調整するのか，口腔内の対合歯とスプリントの関係を側方や前方などさまざまな方向より観察し，大きく削除する部分を鉛筆などで印記しておくと削りやすい．

③ ガイドの与え方は，前方運動したときに臼歯部が少し浮くように，また側方運動したときに平衡側が少し浮くようにする．

④ 調整のたびにスプリントを口腔内に戻し，咬合状態をチェックする．均等に接触するようになってきたら，完成した形をイメージして各部位を削っていく．唇側は側方運動させたとき，咬合紙で印記されない部分を切縁が露出しない範囲で極力削り取る．これは，夜間睡眠時に前方運動している患者は少ないからである．臼歯部頬側は最大豊隆部付近まで高さを落とし，違和感のない程度に頬側の厚みも落とす．

　臼歯部口蓋側は歯の形に合わせて極力薄くし，スプリントから歯への移行部は，最大豊隆部付近で着脱方向に対しナイフエッジ状に仕上げる．またこのとき，咬合面の印記されている部分に影響が及ばないところまで，歯頸部側から咬合面まで移行的に仕上げる．

⑤ スプリントの咬合面の研磨はビックシリコンポイントを用いて行う．咬合面を光沢な仕上げにすると，ブラキシズムの力が逃げて正確な評価値にならない．

（なお，オクルーザルスプリントの製作法が株式会社ジーシーのホームページの「ファセットレジン®」のページに動画とともにアップされているので参照されたい．→http://www.gcdental.co.jp/sys/data/item/338/）

4　SB評価用スプリントの使用法[8]

　上顎にオクルーザルスプリントを製作し，夜間睡眠時に使用させ，**患者が違和感がないと感じるまで**調整する．この調整には通常1週間以上かかる．次に，オクルーザルスプリントの咬合面をビックシリコンポイントで再度フラットに調整し，スプリント表面にファセットレジンマーカー®（ジーシー社製）を塗布する．これを夜間睡眠時に2週間使用させる．ファセットレジンマーカー®を塗布することによって，スプリント上のファセットが患者にも術者にもわかりやすくなる．

　こうして2週間使用しスプリント上に形成された**ファセットを記録・保存**するため，ファセットのコピーと写真，精密印象（エグザミックスファイン®，ジーシー社製）（図2-19）を採得する．次いで，**図2-20，表2-2**のように肉眼によりファセットの強さの評価を3段階で行い，SBの強さを決定する．その後，スプリントの咬合面をビックシリコンポイントでフラットに調整しファセットレジンマーカー®を塗布する．

　同様の手順で**2週間ごとに3回**（計6週間）以上記録を繰り返したのち，患者のSBの強さを決定する．

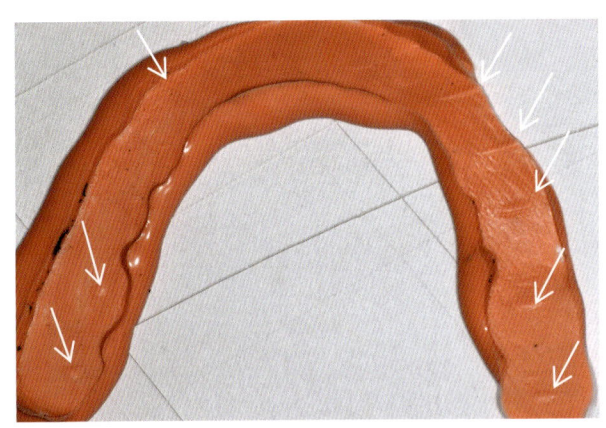

図2-19 スプリント上に形成されたファセットは，毎回，記録・保存のためにコピーと写真を撮り，その後，シリコーンによる精密印象を採得する．こうして記録の保存が完了してから次回のためにスプリント表面をビックシリコンポイントで平らに調整する．

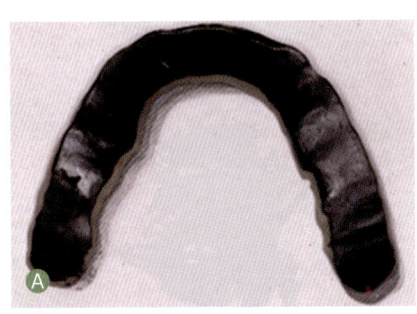
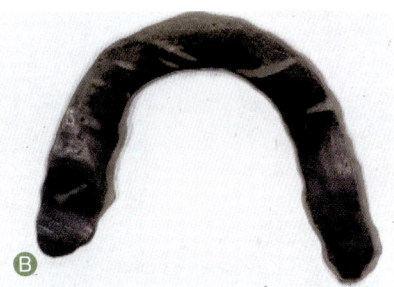
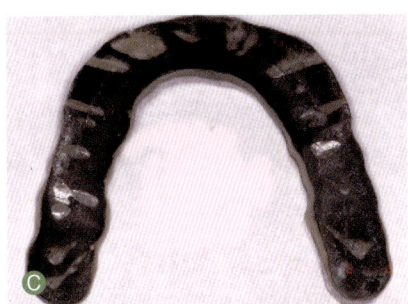

図2-20 SBの強さを3段階に評価する．弱いSBはB-1（A），中程度の強さのSBはB-2（B），強いSBはB-3（C）．

表2-2 SBの3段階評価と惹起される事象

SBの強さの程度	起こる変化
B-1	長期の維持が期待できる程度の強さ
B-2	B-1とB-3の中間の強さ
B-3	修復物の繰り返しの脱落，歯根破折，根分岐部病変の悪化など術後経過を著しく脅かす強さ

1—SBの強さの評価[8]

夜間睡眠時にオクルーザルスプリントを上顎に装着させ，スプリント表面に形成されたファセットの深さによりB-1から強いB-3まで3段階に評価する（**図2-20**，**表2-2**）．

2—SBのタイプの評価

夜間睡眠時にオクルーザルスプリントを使用させ，スプリント表面に形成されたファセットを観察し，グラインディング型かクレンチング型かその混合型かのタイプを評価する（**図2-21〜23**）．

3—SB評価の手順の実際

事前に，患者にオクルーザルスプリント使用の意味をていねいに説明し，十分に理解してもらうことが大切である．

前項の製作法に従って上顎のオクルーザルスプリントを製作し夜間睡眠時に装着させ，患者が違和感がないと感じるまで調整する．この調整には通常1週間以上かかる．

SBのタイプ

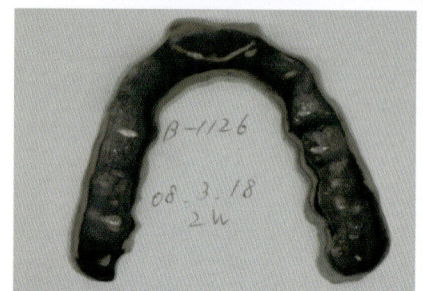

図2-21 グラインディング型
多くの患者はこの型である．

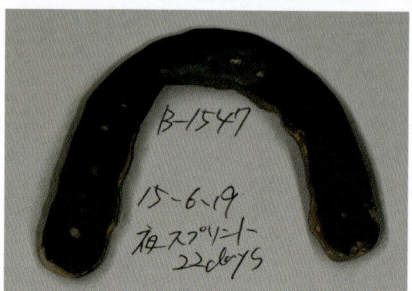

図2-22 クレンチング型
比較的少ない．ファセットが点状となる．弱いクレンチング型の場合は小さな点状が形成される．

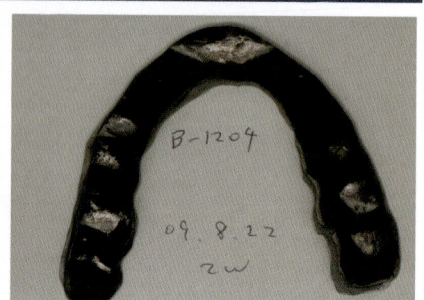

図2-23 混合型
強いSBの場合はクレンチングとともにグラインディングも行っている．

SB評価のスケジュール

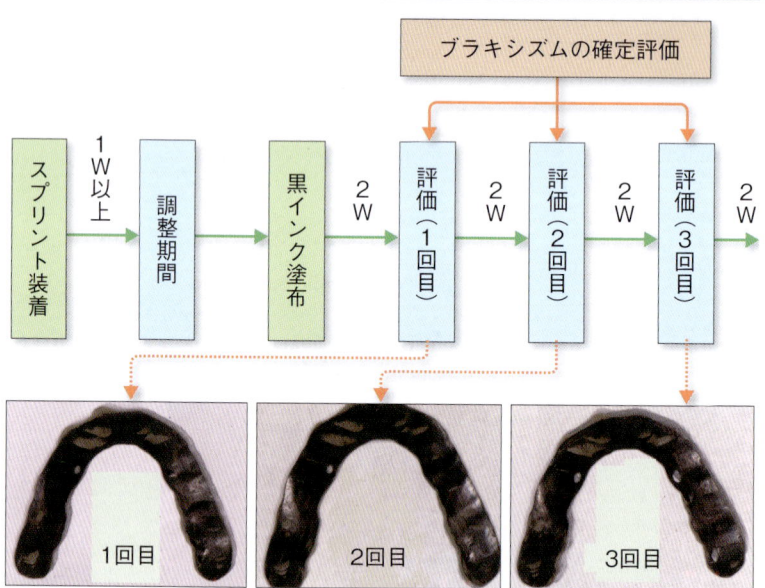

図2-24 患者のSBの評価を行うスケジュールを示している．すなわちスプリントを約1週間使用させて違和感がない状態になってから評価をスタートする．スプリントの咬合面をビックシリコンポイントで平坦にして2週間使用させ，形成されたファセットを肉眼で観察してSBの強さを評価する．形成されたファセットを平坦にして2週間使用させ2回目のSBの強さを評価する．同じように3回以上評価をしてその患者のSBの強さを確定する．

　次にオクルーザルスプリントをビックシリコンポイントで再度平坦になるように調整し，スプリント表面にファセットレジンマーカー®を塗布する．これを夜間睡眠時に2週間使用させる．使用後スプリント上に形成されたファセットを記録・保存するため，ファセットのコピーとカラー写真，精密印象（エクザミックスファイン®，ジーシー社製）を採得し，肉眼でファセットの強さの評価を行う．次いで，スプリントの表面をビックシリコンポイントでフラットに調整し，同様の手順で2週間ごとに3回（計6週間）以上繰り返す．3回ともSBの強さの評価はほぼ同様になる．そこでその患者のSBの強さを確定する（図2-24）．

　筆者のオクルーザルスプリントを用いた方法では，長期にモニターができ，これまで不明であったブラキシズムの定性・定量的な動態が把握できる．われわれは，さまざまな期間（1日〜1年以上）にわたりオクルーザルスプリント上にできるファセットの観察を行った．その結果，2週間ごとに観察すると，**ファセット（咬耗）が強いタイプの人は，いつもファセットが強く発現し，中程度の人はいつも中程度に，弱いタイプの人は**

弱く（またはほとんどないくらいに）発現することがわかった．要するにファセットの強いタイプの人は，ストレスからの解放の有無にかかわらず，ファセットが強く発現し，弱いタイプの人は，ストレスを受けても多少の変化がみられるものの弱いまま，というこれまでのわれわれの常識をくつがえす驚くべき事実がわかったのである．

　この事実は，きわめて重要な意味をもつ．従来，ブラキシズムの動態は，ストレスの加重変化に対応すると考えられてきた．しかし，成長のどの段階から始まったかは不明だが，ブラキシズムの強いタイプの人は一貫して強く，弱いタイプの人も同様に一貫して弱いのである．このようにブラキシズムという事象が実証的に捕捉できたことにより，臨床で直面するさまざまな疑問は「腑に落ちる」説明を与えられることとなった．すなわち日常臨床において，原因がよくわからない現象（歯根破折，修復物の繰り返される脱離，根分岐部病変，難治性歯周炎，知覚過敏，修復物表面の皺襞，アブフラクションなど）の有無と睡眠時ブラキシズム（SB）の強度との間には，正の相関が存在するといってよいであろう．

　次章では，歯科臨床でしばしば臨床医を悩ませるこれらの事象とSBとの関連について述べる．

3

睡眠時ブラキシズム (SB)と各種の現象との関係

Force-complex syndrome

3 睡眠時ブラキシズム（SB）と各種の現象との関係

1　SBの強さと歯周病治療後の経過との関連

　SBが歯周病治療後の経過にどう関与しているかについて調査を行った筆者らの臨床研究[1]があるので，その概要を述べる．

　SBの強さは，前章で製作法を詳しく解説したオクルーザルスプリントを使用する方法によって評価を行った．その結果，歯周病治療の経過のよいケース群（ウエルメインテイン）ではSBは弱いB-1であった．一方，経過のよくないケース群（ダウンヒル）では，SBは強いB-3であった．両者の中間のケース群では，SBの強さは中程度のB-2であった（図3-1）．むろん，調査対象はすべて定期的なメインテナンスに応じている患者群である．

　これらの臨床的事実から，歯周病治療の術後経過の良否にはSBの強さが関与していると思われる．

　臨床的意義：経過のよくないケースではSBの評価を行ったうえでそのコントロールが必要と思われる．

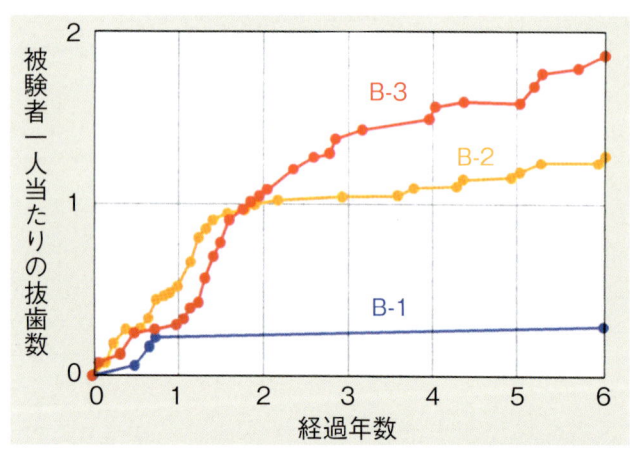

図3-1　プロットは抜歯を示す．経過の良好な青線の患者に池田式のSBの評価を行ったところ弱いB-1であった．赤線の抜歯の多い経過の思わしくないケースでは，強いB-3であった．両者の中間の黄線で表した患者では，SBの評価は中間のB-2であった[1]．

表3-1　修復物の脱落に関与すると思われる因子
1. 修復物の形成・印象・適合性・咬合
2. 修復物の合着材料
3. 患者の食べ物の嗜好
4. パラファンクショナルな問題

2　SBの強さと修復物の脱落との関係

　修復物の脱落の原因は，表3-1のように修復物の支台歯の形成・印象・適合・咬合や修復物の合着材料，患者の食べ物の嗜好やパラファンクショナルな問題が複雑に関与し

図3-2　池田歯科クリニックで装着した3,673個の修復物の残存率を25年間にわたり調査を行った[2]．
SBの弱いB-1群（青線）は修復物の脱落が少なく，SBの強いB-3群（赤線）では修復物の脱落が多かった．
SBの強さがB-1とB-3の中間のB-2群（黄線）では脱落も中間であった．B-1群，B-2群，B-3群との間には有意差があった．統計処理はKaplan-Meier法でログランク検定法を用いた．この調査の結果，SBの強さと修復物の脱落との関係が明らかになった．

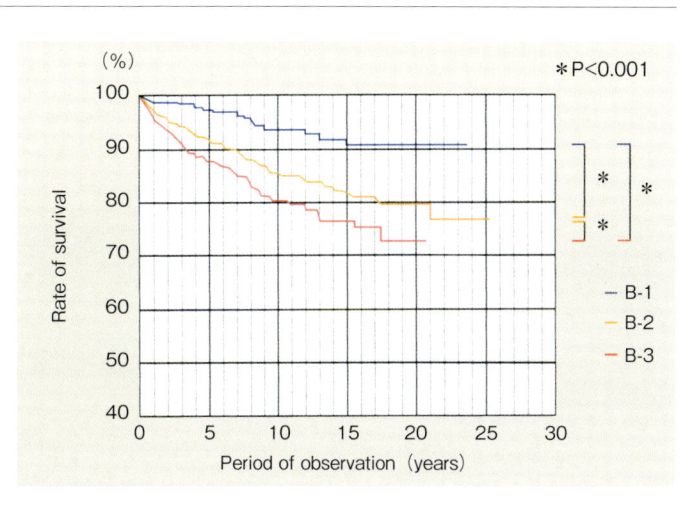

表3-2　根分岐部病変の罹患率

上顎	272/303（90％）
下顎	31/109（28％）

上顎のほうが下顎より罹患率が高い[4]．上顎は分岐部の入口が3カ所，下顎では2カ所と解剖学的形態が複雑であるからだと思われる．

ていると思われる．しかし修復物のいわゆる長持ちの度合いと脱落に関する臨床研究は困難であると考えられており，直接的な論文はほとんど見当たらない．

　筆者は池田歯科クリニックで装着した数多くの修復物（インレー，クラウン，ブリッジ，連結冠）の長期経過に統計処理を加えれば，SBの強さと修復物の脱落との相関関係がみられると考えた．そこで，友永[2]は池田歯科クリニックで装着した3,673個の修復物装着後25年間のフォローアップを行った．その結果，SBの弱い（B-1）ケースでは修復物の脱落が少なく長期に維持され，SBの強い（B-3）ケースでは修復物の脱落が多かった．SBの中程度（B-2）のケースでは，修復物の脱落はB-1とB-3の中間であった．B-1とB-2，B-3の間には有意差（$p<0.01$）がみられた（**図3-2**）．

　臨床的意義：修復物の形成・印象・適合・合着材料などに配慮することに加え，SBを減少させることによって修復物を長期に維持させることができる．

3　SBの強さと根分岐部病変の関係

　歯周疾患のなかでもとりわけ根分岐部病変の罹患率は高い（**表3-2**）．その理由はCEJから2根分岐点までの垂直距離の短さからうなずける結果である．**図3-3**に示したとおり，上顎第一大臼歯のCEJから各根分岐点までの平均距離は約4mmである．炎症中心の歯周病のケースでCEJから4mmのアタッチメントロスがあれば，病変は根分岐部入口に到達する[3]．また，**表3-2**のとおり根分岐部病変は下顎より上顎に多くみられる[4]．理由は，下顎の根分岐部入口が2カ所であるのに対して上顎は根分岐部入口が3カ所であるからだと筆者は推察している．

　根分岐部病変の罹患率が高くても，水平的なポケットだけで垂直的なポケットが深くない場合では根分岐部病変の進行は速くなく，長期に大過なく経過しているケースもある．歯周病の進行は，病態としては垂直的なアタッチメントロスであるので，大臼歯の

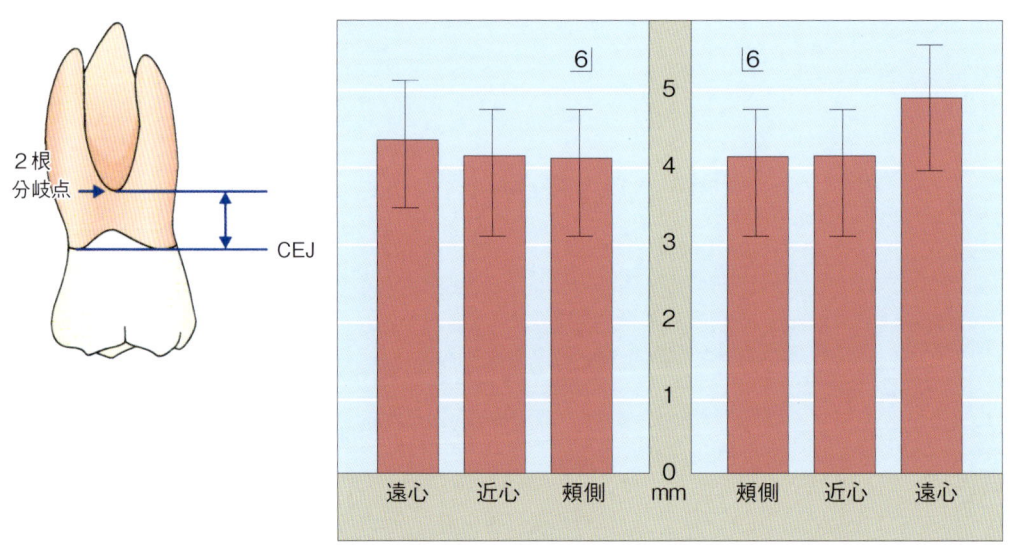

図 3-3　上顎第一大臼歯の CEJ から各根分岐点までの距離は約 4 mm である[3]．4 mm ポケットが形成されれば根分岐部の入口まで到達する．根分岐部病変の罹患率が高いのもうなずける理由である．

表 3-3　根分岐部病変がある歯は喪失率がかなり高いことを各研究者が報告している[5]．根分岐部病変の原因に"力"が関与しているのが理由かもしれない．

報告者	無 歯喪失の割合 (%)	有 歯喪失の割合 (%)	観察期間（年）	観察歯数（本）
Hirschfeld & Wasserman	4.1	31	15〜53	1,464
MacFall ら	6.7	57	15〜29	183
Ross & Thompson	−	12	5〜24	387
Goldman ら	−	44	15〜34	636

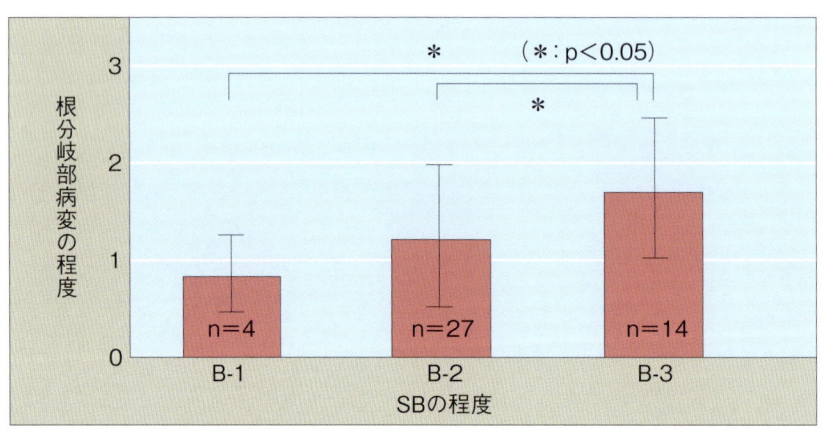

図 3-4　SB の程度と根分岐部病変の程度との関係

各根の垂直的なアタッチメントロスが問題となる．

　SB の"力"は根分岐部に応力が作用するので，SB の強いケースでは根分岐部病変がより進行すると考えられる（図 3-4）．根分岐部病変のある歯は抜歯になる率が高いことを多くの研究者が報告（表 3-3）しているが，これは根分岐部が炎症と"力"の合併している部位であるからだと考えられる．"力"の比較的強くないケースでは，高度の根分岐部病変であっても長期に維持されることが少なくない（症例 3-1）．

しかし仮に，SBの強いB-3のケースであってもSBのコントロールと炎症のコントロールが十分にかつ持続的に実施されるならば，長期のメインテインによってダウンヒルを免れることは可能である（**症例3-2**）．SBの程度と根分岐部病変の程度はパラレルである（**図3-4**）．

> **症例3-1** 炎症の因子が強く"力"の関与が少ない歯周病
>
> この患者の歯周病は炎症性の要因が強く"力"の関与が少ない．生体の治癒力を妨げない適正な歯周基本治療のみを行った．重度な根分岐部病変も術後経過は良好に推移している．
>
> **患者**：58歳，女性（1940年4月生）
> **初診**：1996年9月
> **主訴**：歯槽膿漏治療希望
> **現症**：全顎的なプロービングデプスは6〜12 mm
> **既往歴**：左側臼歯部の腫脹と自発痛を繰り返し動揺を自覚．1年前に 7|7 を抜歯．
> **診断**：重度慢性歯周炎
> 　　　　6|6 は Lindhe 分類3度の根分岐部病変
> 　　　　6|6 は Lindhe 分類2度の根分岐部病変

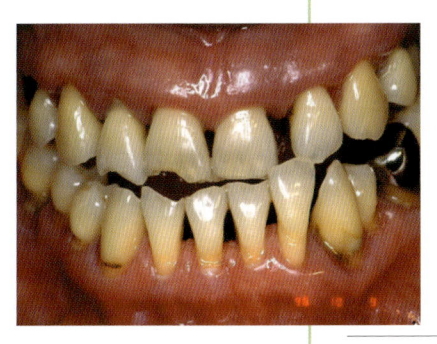

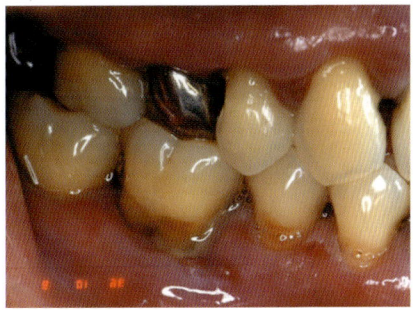

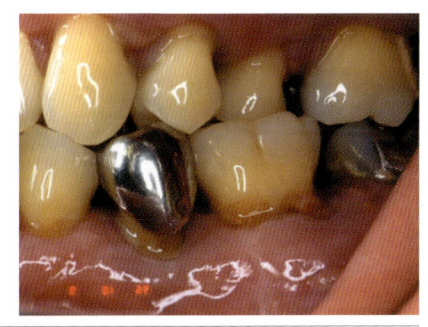

図3-4　初診時の口腔内写真（1996.9.）．歯肉は浮腫性の炎症．

図3-5　初診時のプロービングデプス．重度歯周炎で大臼歯部は全顎的に深い根分岐部病変が認められる．

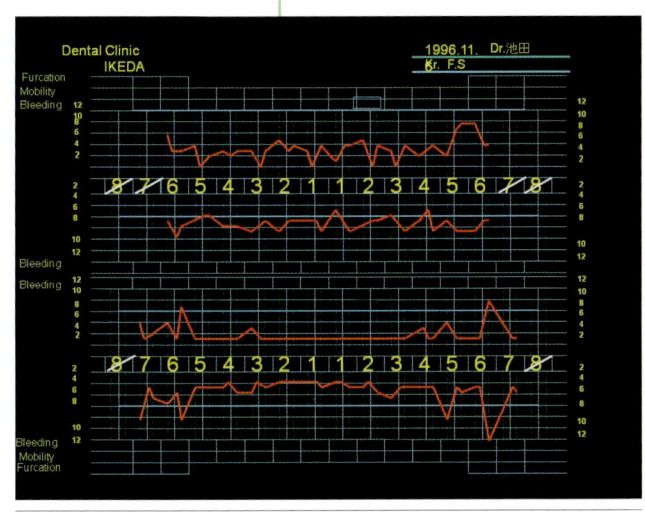

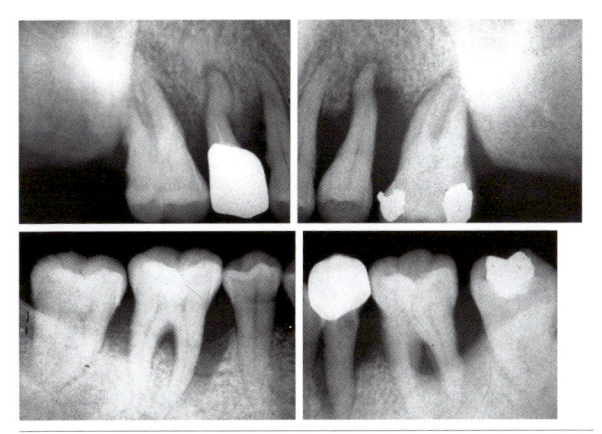

図3-6　初診時のエックス線写真．根分岐部病変は 6|6 が Lindhe の分類3度，6|6 が2度である．

症例 3-1　炎症の因子が強く"力"の関与が少ない歯周病（つづき）

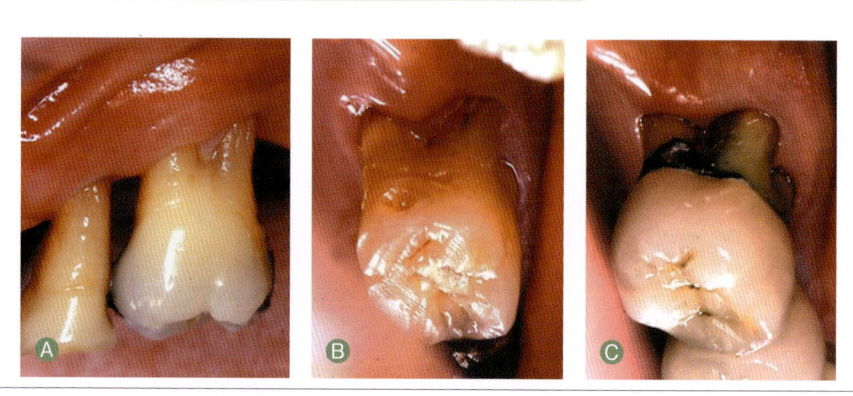

図 3-7　6 の根分岐部病変の術後経過
Ⓐ：初診から約 1 年後（1997）の根分岐部入口（頰側）．歯周基本治療を行ったのみで根分岐部入口は歯肉で埋まり，プローブは入らない．
Ⓑ：初診から約 3 年後（1999）．遠心部も歯周基本治療のみで根分岐部は歯肉で埋まっており，プローブは入らない．
Ⓒ：修復後（初診から約 3 年後）の根分岐部入口．修復後も根分岐部は歯肉で埋まり，プローブは入らない．

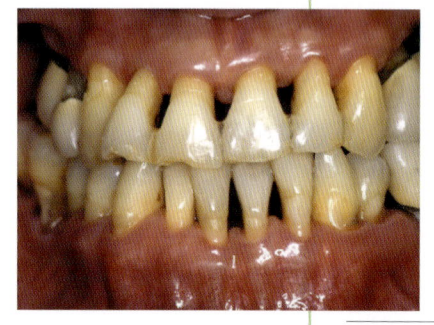

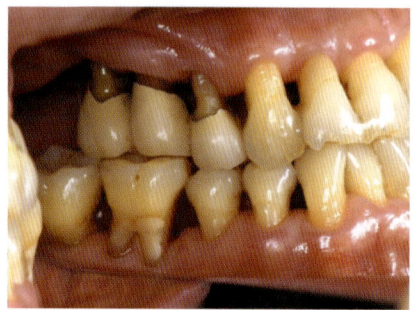

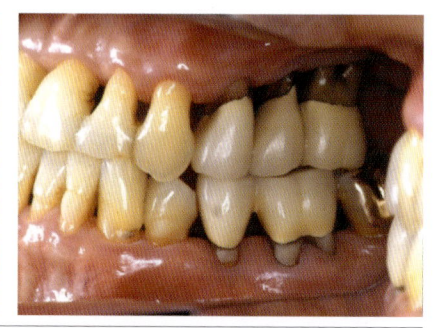

図 3-8　初診から約 13 年後の口腔内写真（2009，メインテナンス時）．下顎両側大臼歯の根分岐部も歯肉で埋まっており，プローブは入らない．

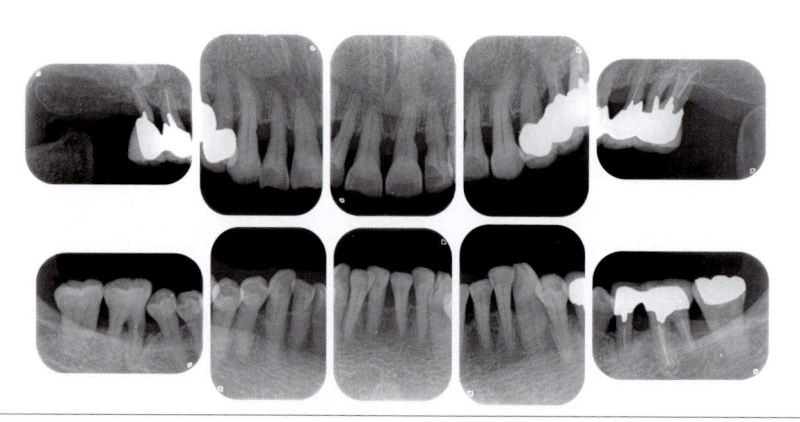

図 3-9　初診から約 13 年後のエックス線写真．エックス線的にも根分岐部の改善が認められる．

症例 3-1 炎症の因子が強く "力" の関与が少ない歯周病（つづき）

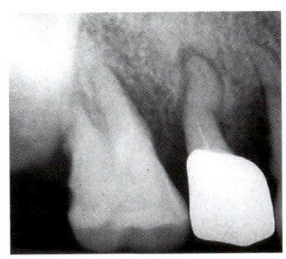

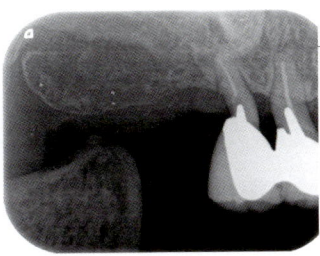

図3-10 初診時（左）と初診から約13年後（右）の上顎右側大臼歯部のエックス線写真．口蓋根と頬側遠心根は根尖まで歯周病が進行しており保存不可能であった．

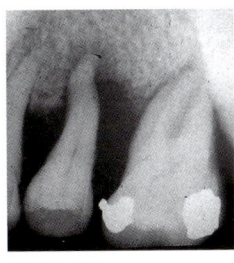

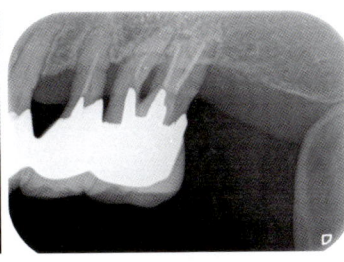

図3-11 初診時（左）と初診から約13年後（右）の上顎左側大臼歯部のエックス線写真．6の根分岐部に骨は再生していないがプローブは入らない．

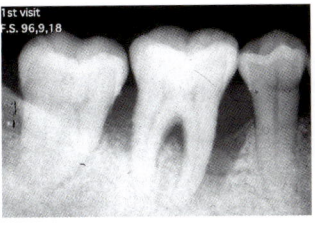

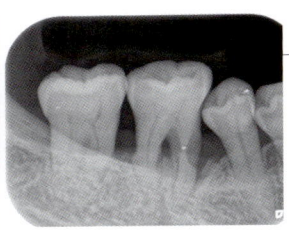

図3-12 初診時（左）と初診から約13年後（右）の下顎右側大臼歯部のエックス線写真．第一大臼歯の根分岐部は著しい改善が認められる．

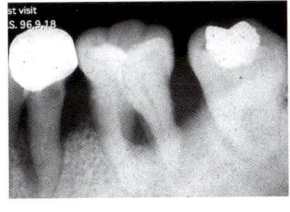

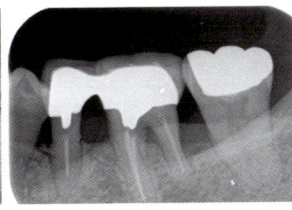

図3-13 初診時（左）と初診から約13年後（右）の下顎左側大臼歯部のエックス線写真．第一大臼歯の根分岐部は著しい改善が認められ歯槽骨の改善も認められる．

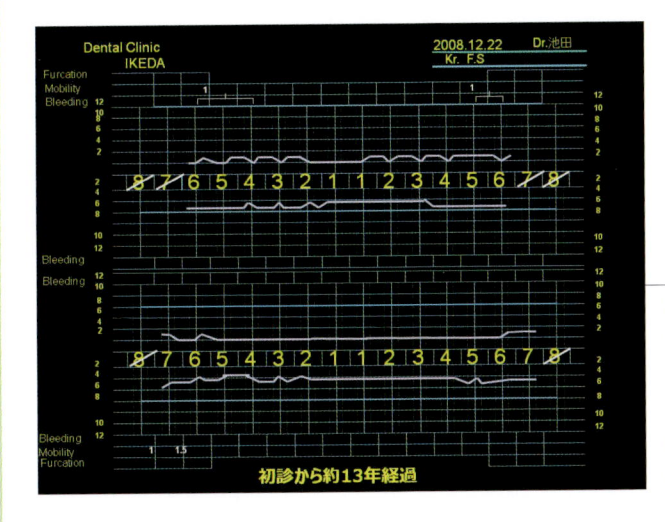

図3-14 初診から13年後のプロービングデプス．各歯とも3mm以内で良好に経過している．根分岐部は骨が再生されてはいないが，プローブは入らない．

症例 3-2　大臼歯すべてに重度の根分岐部病変が認められる重度慢性歯周炎

　この患者はSBが強いB-3で，上下顎大臼歯のすべてに重度の根分岐部病変が認められる重度慢性歯周炎であった．SBのコントロールと歯周基本治療のみを行い23年間良好に経過している．

患者：51歳，男性（1936年生）　　**初診**：1987年9月
主訴：歯周病を治したい　　　　　**既往歴**：特記事項なし
診断：ブラキシズムを伴う重度慢性歯周炎

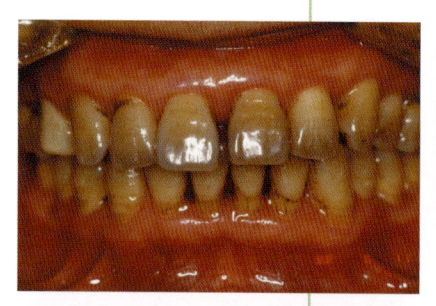

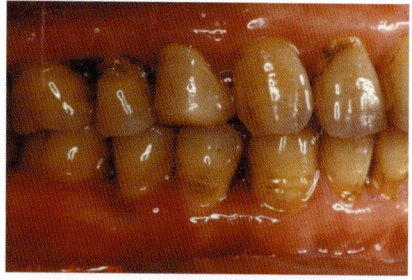

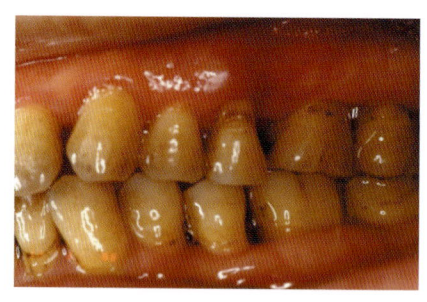

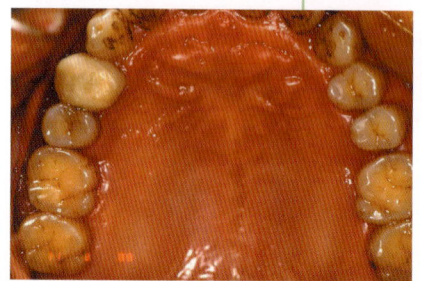

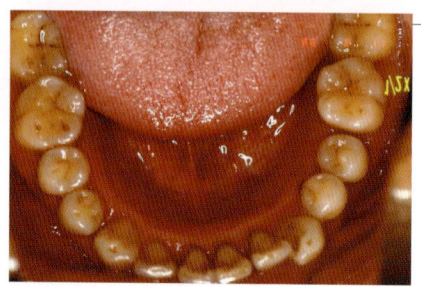

図 3-15　初診時の口腔内写真（1987.9.）．歯肉は若干の浮腫性炎症が認められるが比較的タイトである．1|1 間に離開がある．大臼歯の咬合面は著しい咬耗が認められ"力"の関与が推察される．

図 3-16　初診時のエックス線写真（1987.9.）．7 6|6 7，6|6 に3度の根分岐部病変が認められる．

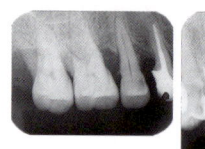

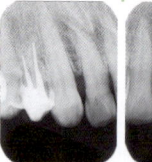

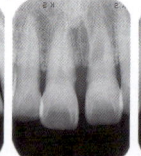

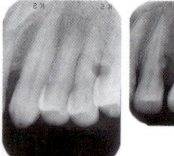

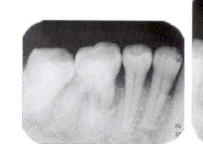

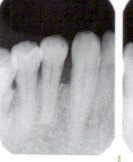

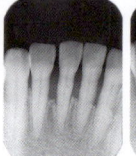

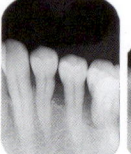

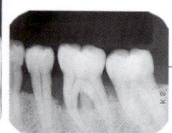

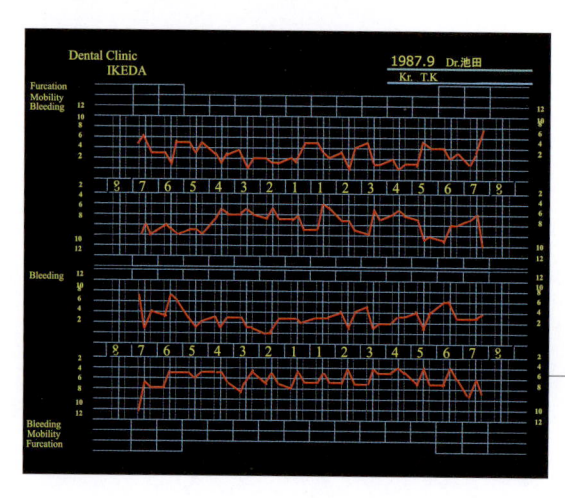

図 3-17　初診時のプロービングデプスは全顎的に深い．高度の骨吸収が認められる（1987.9.）．

3 睡眠時ブラキシズム（SB）と各種の現象との関係

症例 3-2 大臼歯すべてに重度の根分岐部病変が認められる重度慢性歯周炎（つづき）

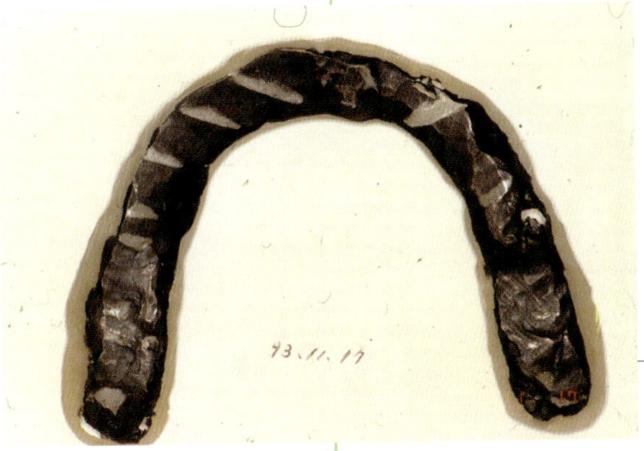

図3-18 オクルーザルスプリントのファセットは著しくえぐれており、池田式SBの評価では強いB-3であった.

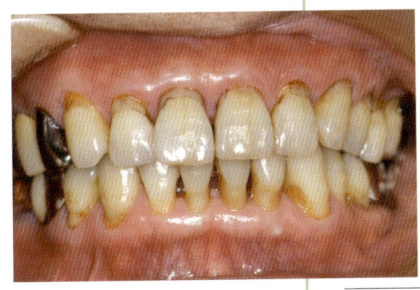

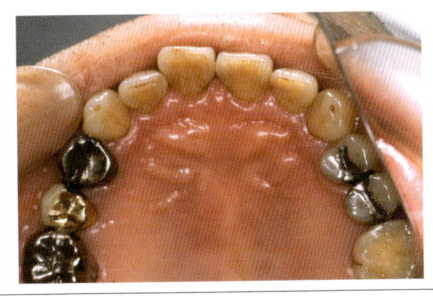

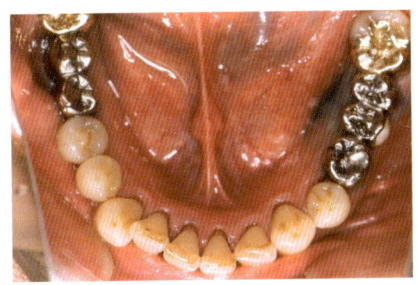

図3-19 初診より21年後の口腔内写真（2008.6.）. プラークコントロールも良好である. 定期的なリコールにも応じており良好な経過である. 1|1間の離開は自然に閉じている.

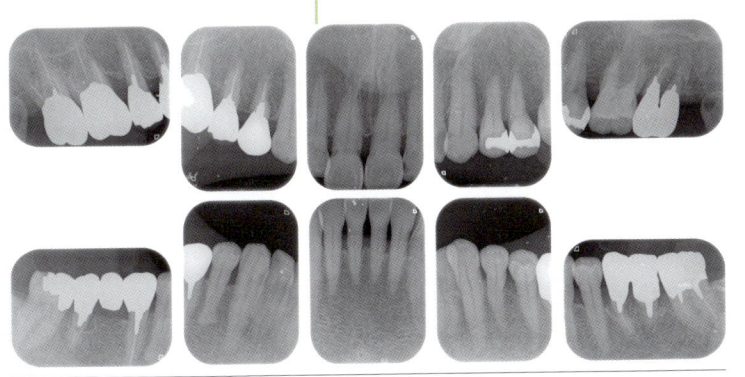

図3-20 初診より23年後のエックス線写真（2010.2.）. 骨の状態も安定している.

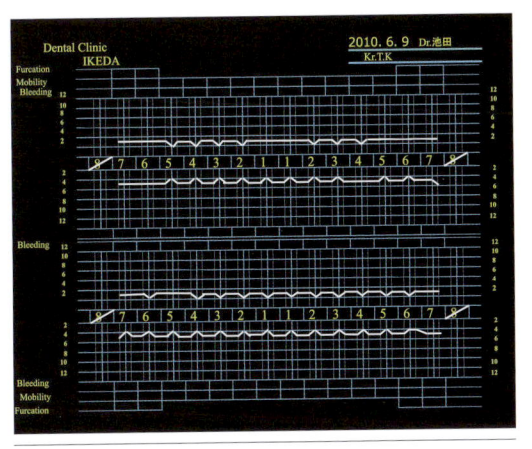

図3-21 初診より23年後のプロービングデプス. 全顎的に3mm以内である（2010.6.9）.

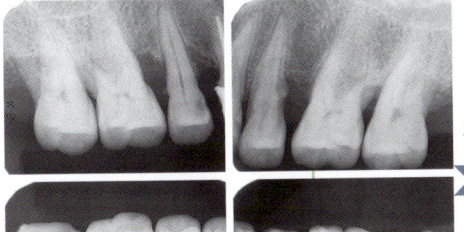

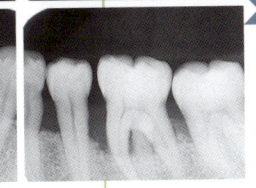

1987.9.　　　2010.2.

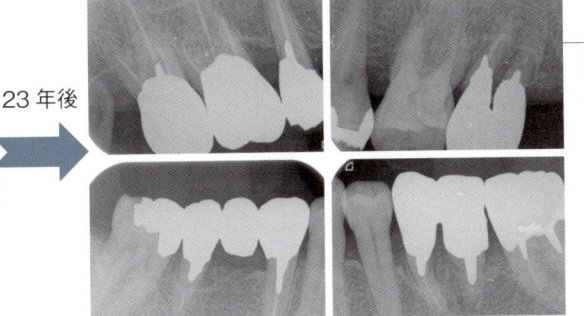

23年後

図3-22 初診時と23年後の大臼歯の根分岐部病変の比較. 3度の根分岐部病変である 7 6|6 は分割も外科治療も行わないでSBのコントロールと歯周基本治療のみで治癒した.

31

症例 3-2　大臼歯すべてに重度の根分岐部病変が認められる重度慢性歯周炎（つづき）

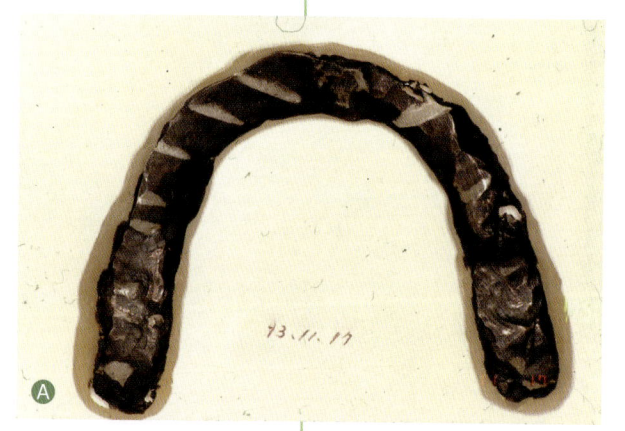

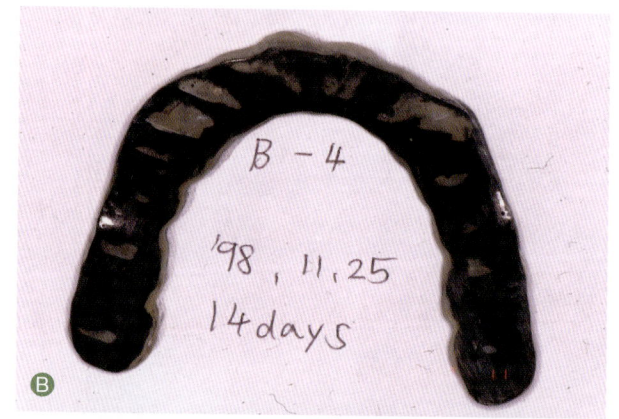

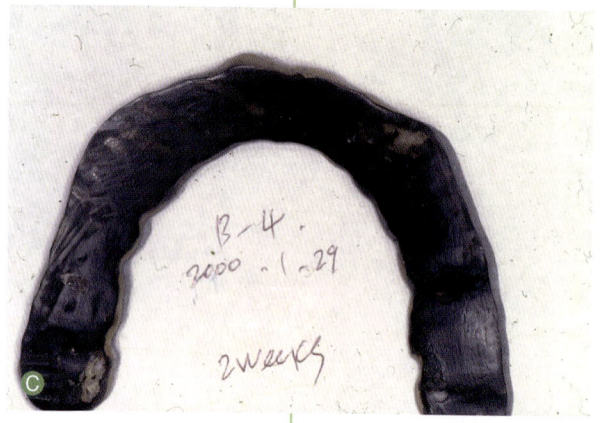

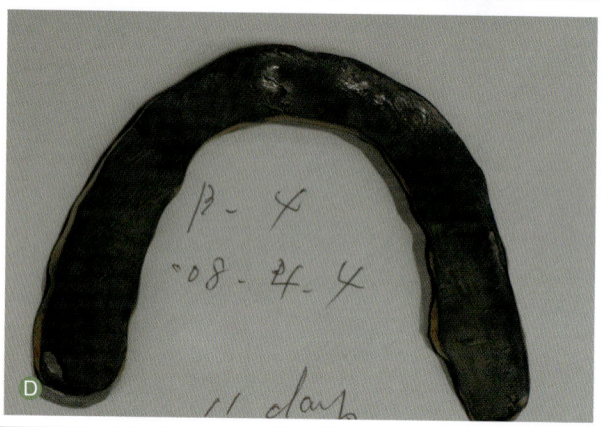

図 3-23　Ⓐ, Ⓑ：まだ自己暗示法による"力"のコントロールを実施する前で，SB 評価では強い B-3 であった（Ⓐ：1987.9., Ⓑ：1998.11.）.
Ⓒ：自己暗示法の実施後に SB は弱い B-1 に減少した（2000.1.）.
Ⓓ：SB のモニタリング．SB のコントロールの効果が長期維持されている（2008.4.）.

4 SBの強さと顎関節症との関係

　顎関節症の原因として，主としてパラファンクショナルな問題の関与を指摘する臨床家もいる．しかし，顎関節症は多因子性の疾患なので原因はSBのみではないと考えられる．むろんSBの強い患者では，他の因子よりその影響が強いと思われる．ちなみに，顎関節の疼痛やクリック音が認められる患者で，SBのコントロールのみによって顎関節の疼痛やクリック音の消失もしくは低減化などの改善を多く経験している（**症例3-3**）．

症例3-3　SBのコントロールのみで顎関節症を治癒させた症例

　右側の顎が痛いと訴えて来院した患者にSBのコントロールのみを行い，顎関節症の症状を消失させた．

患者：26歳，女性（1968年生）　　**初診**：1994.8.
主訴：右側の顎が痛い　　**診断**：右側顎関節症

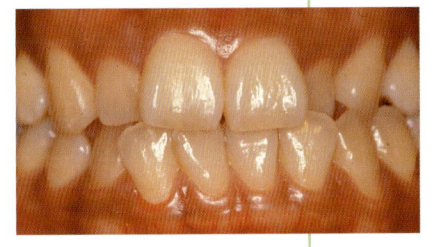

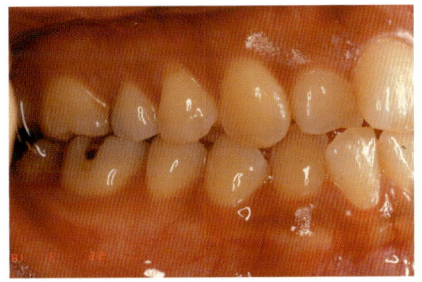

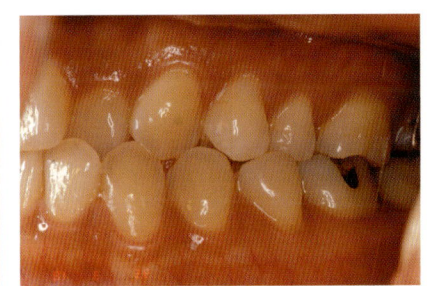

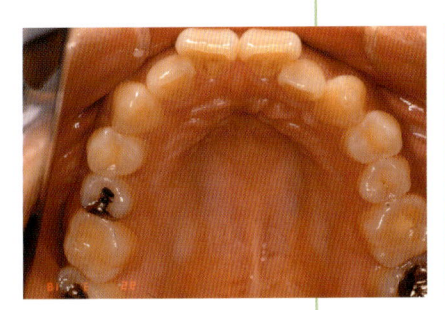

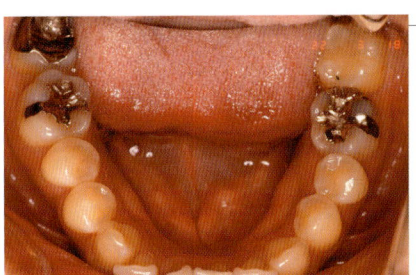

図3-24　初診時の口腔内写真．右顎が痛いとの主訴で来院．歯列の多少の乱れがみられるものの歯周病は認められなかった（1994.8.）．

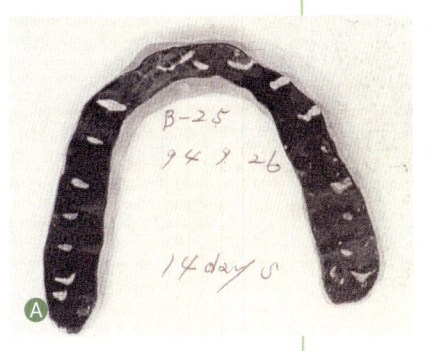

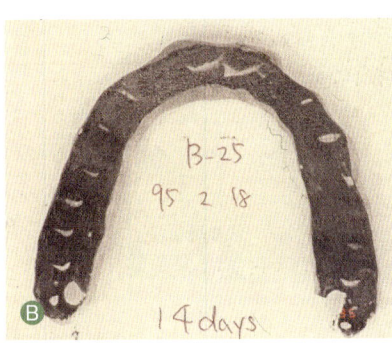

図3-25　オクルーザルスプリント（池田式評価法）による術前・術後のSBの強さの比較
Ⓐ：術前（1994.9.）．SBの強さはB-2強であった．
Ⓑ：術後（1995.2.）．自己暗示法によりSBのコントロールを行い，B-2弱まで減少させた．顎関節症の症状は消失した．

5 SBの強さとインプラントの関係

（症例提供：三上　格先生）

　インプラントと"力"の関係は文献的には明確にされていない．臨床的には，インプラント周囲の骨吸収や上部構造の破損，対合歯への咬合性外傷などには咀嚼時やブラキシズム時に発生する過大な力が関与していることが想定される．

　インプラント側からの視点では，過大な咬合性外傷力が加重されても，インプラントのオッセオインテグレーションそのものの喪失には影響しない[7]とされるが，インプラント周囲に歯周病原菌の感染による炎症がある場合は，インプラント周囲骨の吸収が起こり，"力"の影響は大きなダメージとなる[8]．一方，上部構造や対合歯側からの視点で捉えると，過大な力は大きなダメージとなりうる．上部構造物の陶材やレジンの破折や摩耗は臨床的に多くみられ[9]，対合している天然歯の補綴物の高度な摩耗や歯周病の悪化，歯根破折などを引き起こす場合がある．上部構造の素材の問題が一因であるが，インプラント補綴部は天然歯の歯根膜のような緩衝機能がないため，ブラキシズム，咀嚼時の咬合力などによって対合歯へ過度な咬合性外傷力が生じると考えられる．

症例 3-4　咀嚼時の咬合力によりインプラント周囲炎を発症した症例

患者：55歳，女性

初診：2000年6月→インプラント埋入後11年，現在70歳

インプラント治療の経過：2004年8月，3|3部にインプラントを埋入し，磁性アタッチメントによるオーバーデンチャーを装着した（図3-26）．インプラント埋入約8年後に右側のみにインプラント周囲炎を発症し，周囲骨の高度な吸収を認めた（図3-27）．オーバーデンチャーの破損やマグネットの脱離が右側に頻回発生した（図3-28）．左側のインプラントには骨吸収等は認めず，人工歯の摩耗や問診からも右側咀嚼癖による過大な力が関与していると考えられる．

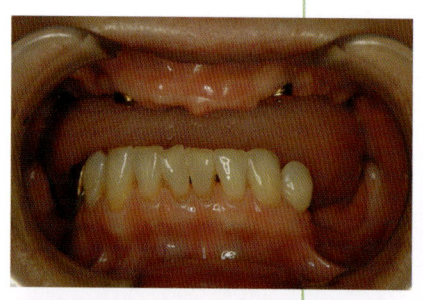

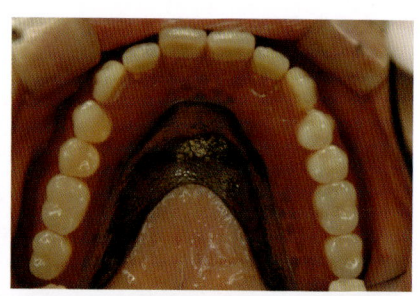

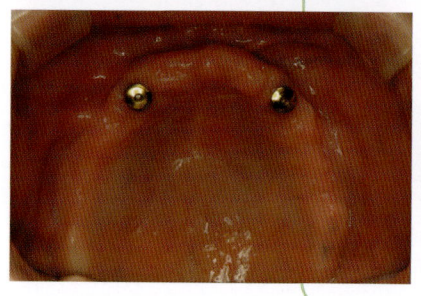

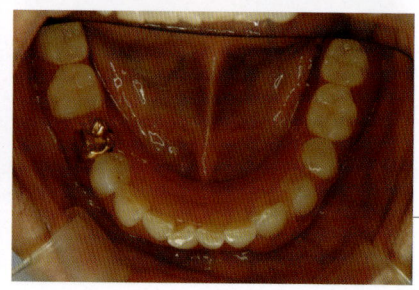

図3-26　上部構造：磁性アタッチメントによるオーバーデンチャー（2004.8.）

症例 3-4 咀嚼時の咬合力によりインプラント周囲炎を発症した症例（つづき）

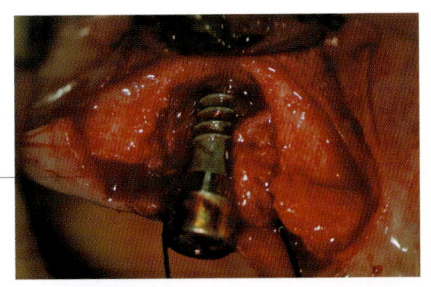

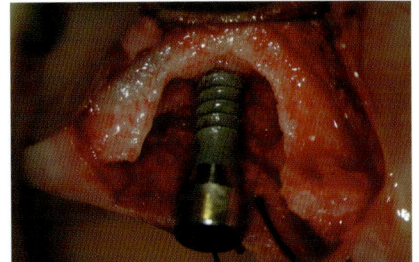

図3-27 インプラント周囲炎の発症．右側のみ周囲骨の高度な骨吸収を認め，再生療法を行った．

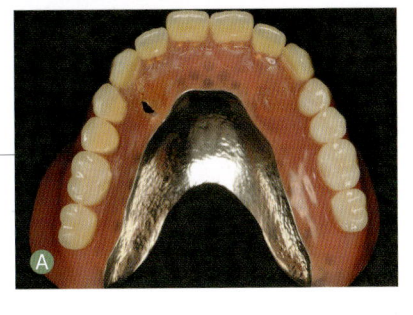

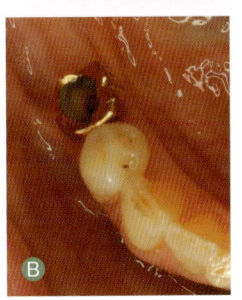

図3-28 オーバーデンチャーの破損（A）とアタッチメント（マグネット）の脱離（B）が右側に頻回発生．下顎対合歯の高度な摩耗も認められた

症例 3-5 SBの強さが弱く長期的に口腔内が良好に維持されている症例

患者：66歳，女性

初診：2001年5月→インプラント埋入後13年，現在81歳

インプラント治療の経過：図3-29に初診時口腔内所見を示す，$\frac{5|}{5|}$部のみに咬合支持がある準すれ違い咬合であり，咀嚼障害を主訴に来院した．2001年に上顎$\underline{6|}$～$\underline{|5}$部に6本インプラントを埋入し，6本のインプラント支持のボーンアンカードブリッジ，下顎$\overline{7\,6|6\,7}$部に計4本埋入してインプラント支持による咬合を確立し，Eichnerの分類ではB3からA1へ改善した．SBの評価ではB-1と力は弱く，長期経過でも上部構造の破損や対合歯の摩耗は認められなかった（**図3-30，31**）．患者は快適においしく食事ができ，審美性がよく会話が楽しいなどとたいへん満足しており，長期間にわたり患者のQOLの向上に貢献できたと考える．

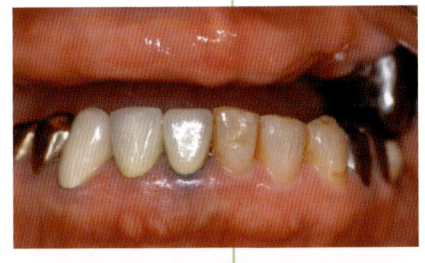

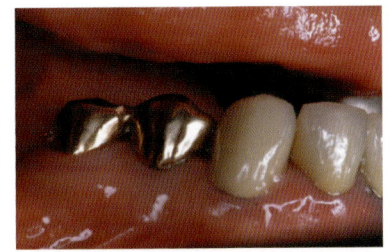

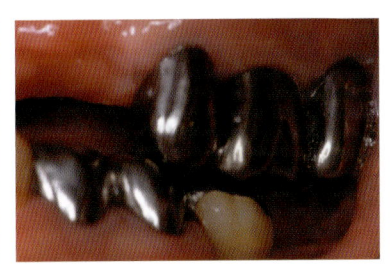

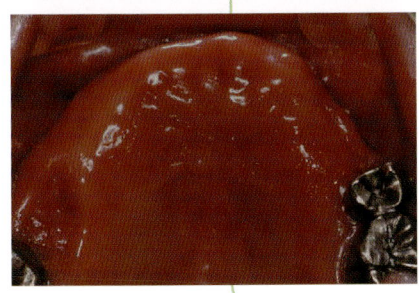

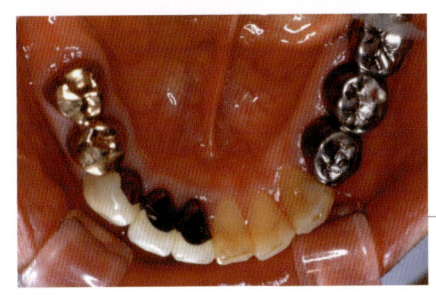

図3-29 初診時口腔内写真．咬合支持1カ所の準すれ違い咬合．

> **症例 3-5** SB の強さが弱く長期的に口腔内が良好に維持されている症例（つづき）

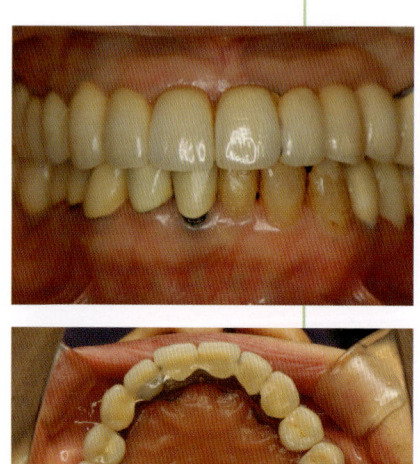

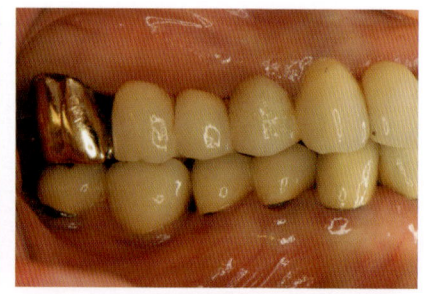

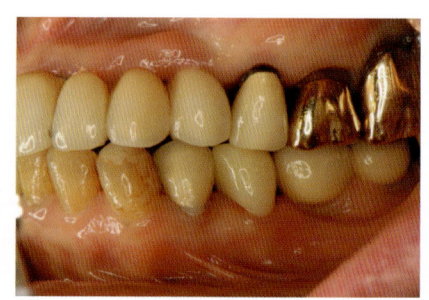

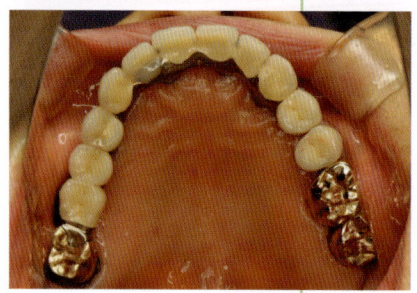

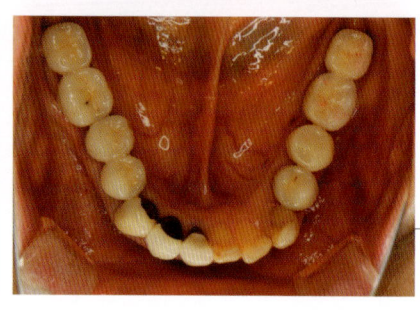

図 3-30　インプラント補綴後約 13 年（81 歳），メインテナンス時の所見（2015.6.）

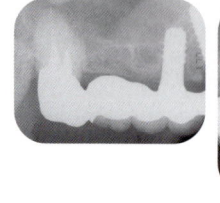

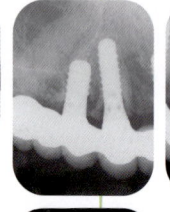

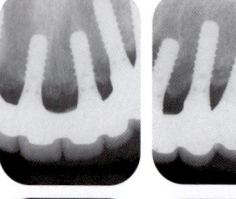

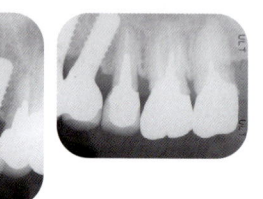

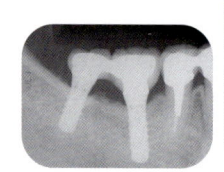

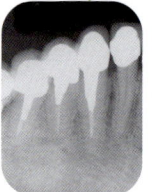

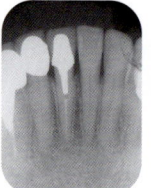

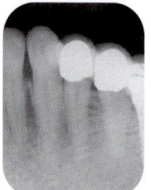

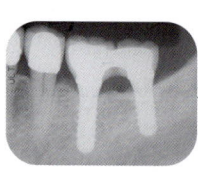

図 3-31　メインテナンス時のデンタルエックス線写真（2015.6.）

> **症例 3-6** SB の強さが強く天然歯や上部構造に影響を及ぼした症例

患者：41 歳，女性

初診：2002 年 8 月→インプラント埋入後 10 年，現在 51 歳（**図 3-32，33**）

インプラント治療の経過：2005 年 3 月に $\overline{5\ 6}$ 部に 2 本インプラントを埋入した．患者は上顎前歯部の叢生の改善と臼歯部の補綴装置の交換も希望し，矯正治療と臼歯部補綴治療を行った．SB の評価では B-2 強と診断した（**図 3-34**）．

　術後経過の中で，強い力が関与した所見が多く観察された．すなわち 2006 年 12 月に補綴装置を装着後（**図 3-35，36**），補綴装置の脱離や破損を繰り返した（**図 3-37，38**）．患者の咀嚼癖は右噛み，舌圧痕を認め，硬い食べ物が好きで堅焼きせんべい，フランスパンを好んで食べる（1 回/週）などの食習慣があった．さらに日中の歯牙接触癖（TCH）を自覚していた．そこで SB のコントロールと食習慣の改善を試みた．その後，補綴装置の脱離や破折が減少した．

3 睡眠時ブラキシズム（SB）と各種の現象との関係

症例 3-6 SBの強さが強く天然歯や上部構造に影響を及ぼした症例（つづき）

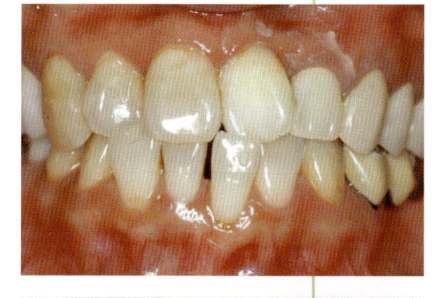

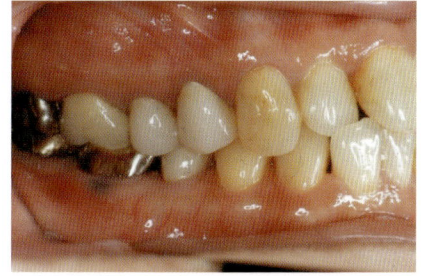

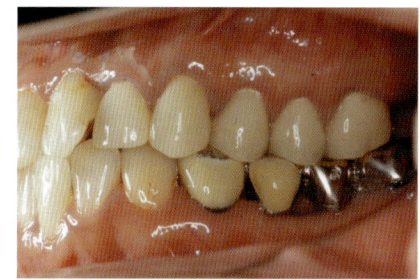

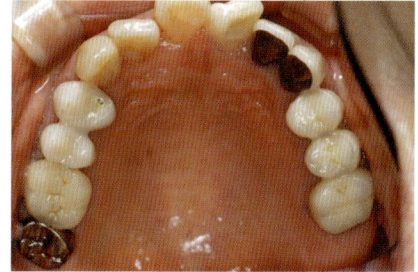

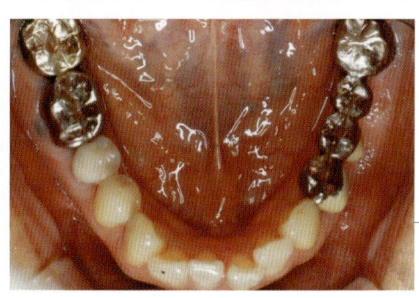

図3-32 再初診時の口腔内写真（2003.10.）

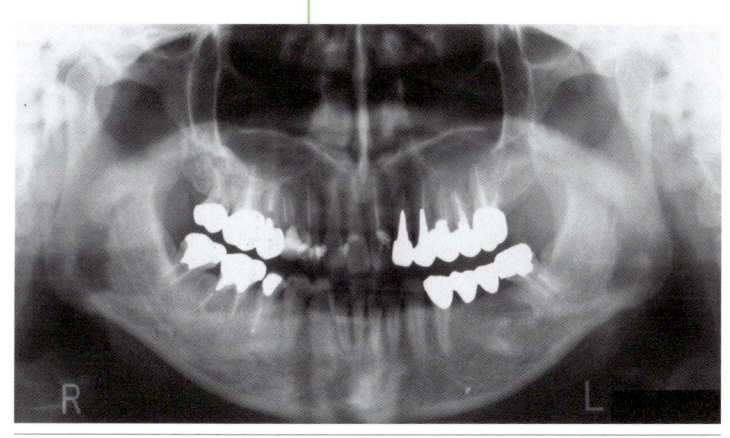

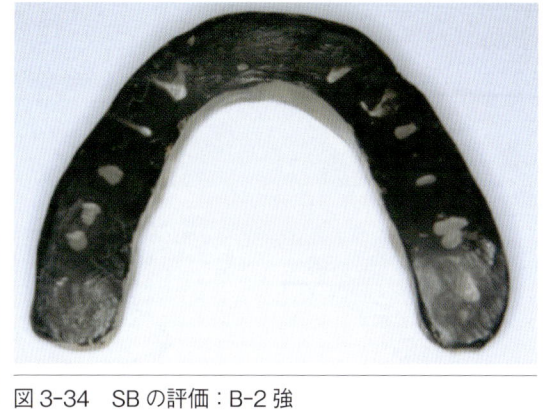

図3-33 再初診時のパノラマエックス線写真（2003.10.）

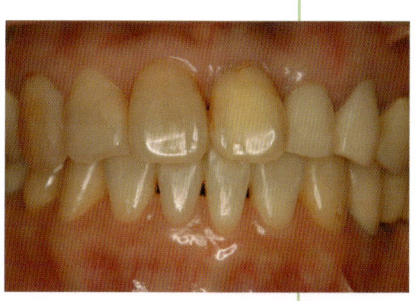

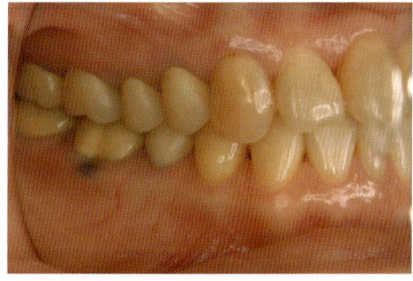

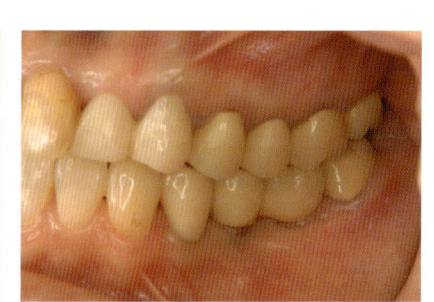

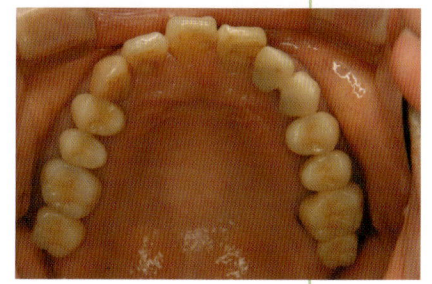

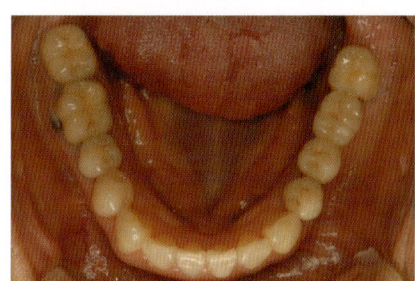

図3-34 SBの評価：B-2 強

図3-35 補綴装置装着後の口腔内写真（2007.2.19）

37

症例 3-6 SBの強さが強く天然歯や上部構造に影響を及ぼした症例（つづき）

図 3-36 同時期のパノラマエックス線写真（2007.2.19）

図 3-37 補綴装置装着（2006.12.23）後，補綴装置の脱離や破折などの発生した時期

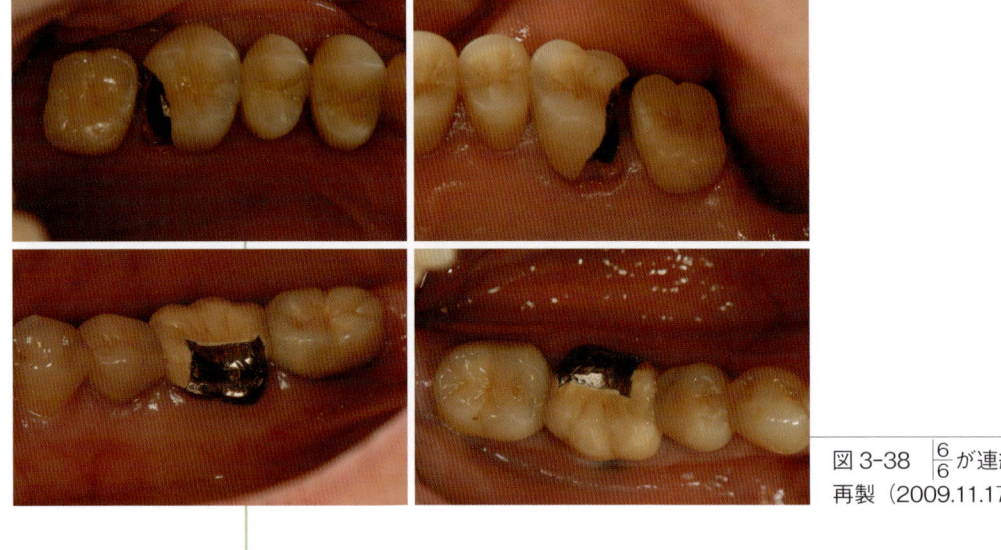

図 3-38 $\frac{6}{6}$ が連続して破折．3回目の再製（2009.11.17）．

　インプラント治療は歯を失った部位に行う治療である．歯を失う欠損には，必ず原因がある．ブラッシング，喫煙などの生活習慣のほかに，欠損原因に"力"が関与するケースがある．そのようなケースでは"力"のコントロールを行わなければならない．"力"にはSBやTCHのほか，噛み癖や強い力による噛み方といった咀嚼時の咬合力や硬い食べ物が好きなどの食習慣も関与する．"力"への対応を行わなければ，数年後には歯を失ったのと同じことが，インプラント周囲や対合歯にも起こりうる．インプラント治療においても術前やメインテナンス時に"力"に対する対応を行う必要がある．

4

睡眠時ブラキシズム (SB)のコントロール

Force-complex syndrome

4 睡眠時ブラキシズム（SB）のコントロール

　SBの治療は古くから種々試みられている[1〜5]（表4-1）が，多くの研究者の意見は効果的にSBをコントロールする方法はないとしている．臨床的にはSBの為害作用から生体を守るもしくは最小にするような対症療法的な対応が勧められている．最近では，デンマークのSvenssonと有馬らは，開発したGrindCare®（https://www.youtube.com/watch?v=QXORr6EIhjA）というデバイスを使い，そのバイオフィードバックによりSB活動を減少させる効果があると報告している．しかし，このSBの抑制効果の長期的効果の検証が必要と思われる．

　筆者の診療室では，SBのコントロールとして自己暗示法を使用し，SBを減少させることに成功しており，さらにその効果を長期的に持続させている[6]．最近では，自己暗示法を行う前に積極的に自己観察を行わせることによってSBのコントロールを行っている（表4-2）．自己観察によるSBのコントロールが不十分な場合は，自己観察に加えて自己暗示法を併用している[7]．

1　自己暗示法によるSBのコントロール[6]

　この方法を実行するにはまず，術者が自己暗示法の臨床手順（表4-3）について十分に理解していることが大前提となる．

　自己暗示法は，次のような手順で行う．

① 患者にブラキシズムの影響が口腔のどこに及んでいるかを具体的に説明し，今後口腔の健康を長く維持するためにはブラキシズムを減らすことが大切であることを認識してもらう．

② 夜間睡眠中に使用したオクルーザルスプリント上のファセットを観察し，SBを行っていることを患者自身に認識してもらう．

③ 自己暗示法を理解してもらう．そして睡眠直前に上下の歯にわずかな隙間のある顎のリラックスした状態を自分でイメージできるようにする．

表4-1　従来のSBを減少させる治療法

自己暗示法
自律訓練法
バイオフィードバック法
Massed Practice*
薬物療法
その他

*心理学用語で集中練習のこと．集中法ともいう．反対用語はDistributed Practice 分散練習，分散法．

表4-2　筆者のSBのコントロール法

1. 自己観察のみ
2. 自己観察＋自己暗示法
3. 自己暗示法

自己観察のみで十分なSBの減少がみられたケースでは，自己観察のみ行う（1）．自己観察で十分な効果が得られないケースでは，自己暗示法を加える（2）．最初から自己暗示法を行うケースもある（3）．

表4-3 自己暗示法の臨床手順

① 患者に，ブラキシズムの影響がどこに及んでいるかをていねいに説明する．そしてブラキシズムを減らすことの重要性を認識してもらう．
▼
② 夜間睡眠中に使用したオクルーザルスプリント表面のファセットを観察し，ブラキシズムを行っていることを認識してもらう．
▼
③ 自己暗示法を理解してもらい，睡眠直前に上下の歯の間にわずかな隙間のある顎のリラックスした状態をイメージできるようにする．
▼
④ 睡眠直前に寝具に横になったら全身をリラックスさせ，「唇は閉じて，歯を離す」（"Lips together teeth apart"）と，状態をイメージしながら20回声に出す．
　これを毎日繰り返す．

注）日中の食いしばりのみられる患者にも，自己暗示法は応用可能である．

表4-4 自己暗示法を成功させるポイント
これらのポイントはすべて第6章で述べるモチベーションの成否にかかっている．

- 患者自身がブラキシズムを行っている自覚をもつ．
- 患者がブラキシズムを減らしたいという強い願望，減らす目標をもつ．
- 患者が自己暗示法を理解し信じる．
- 顎がリラックスし，上下の歯が接触していない状態をイメージする．そしてそのイメージを言葉にした
　　「唇は閉じて，歯を離す」
　という言葉を眠りに入る直前に20回，声に出して自分自身に言い聞かせる．

④「唇は閉じて，歯を離す」（Lips together teeth apart）と睡眠直前に20回声に出す．これを毎日繰り返す．

　自己暗示法を行ううえで最も重要なことは，患者がSBを行っていることを自覚し，SBのコントロールが自身の口腔の健康を獲得・維持するために重要であると認識していることである．すなわちSBのコントロールへのモチベーションが大切である（**表4-4**，第6章参照）．十分な効果が出るには通常数回（6週間以上）はかかる．また，自己暗示法は日中の食いしばりのある患者でも応用できる．

2　自己暗示法の効果の判定

1—患者による判定

　自己暗示法を行う前に，オクルーザルスプリント上に形成されたファセットの状態を患者に毎日観察させ，ファセットができるパターンを学ばせる．また，患者自身よりもSBが弱い他人のオクルーザルスプリント上のファセットを見せ，自己暗示法を実行することによってファセットの深さや大きさが減少する状態を認識させることが大切である．このような事前準備を行い，いよいよ自己暗示法の実行に移る．そして自己暗示法を実行したあとのスプリント上に形成されたファセットの状態を毎日観察させ，その変化によって患者自身に自己暗示法の効果判定を行わせる．このような自己確認が繰り返

自己暗示法の効果（2例）

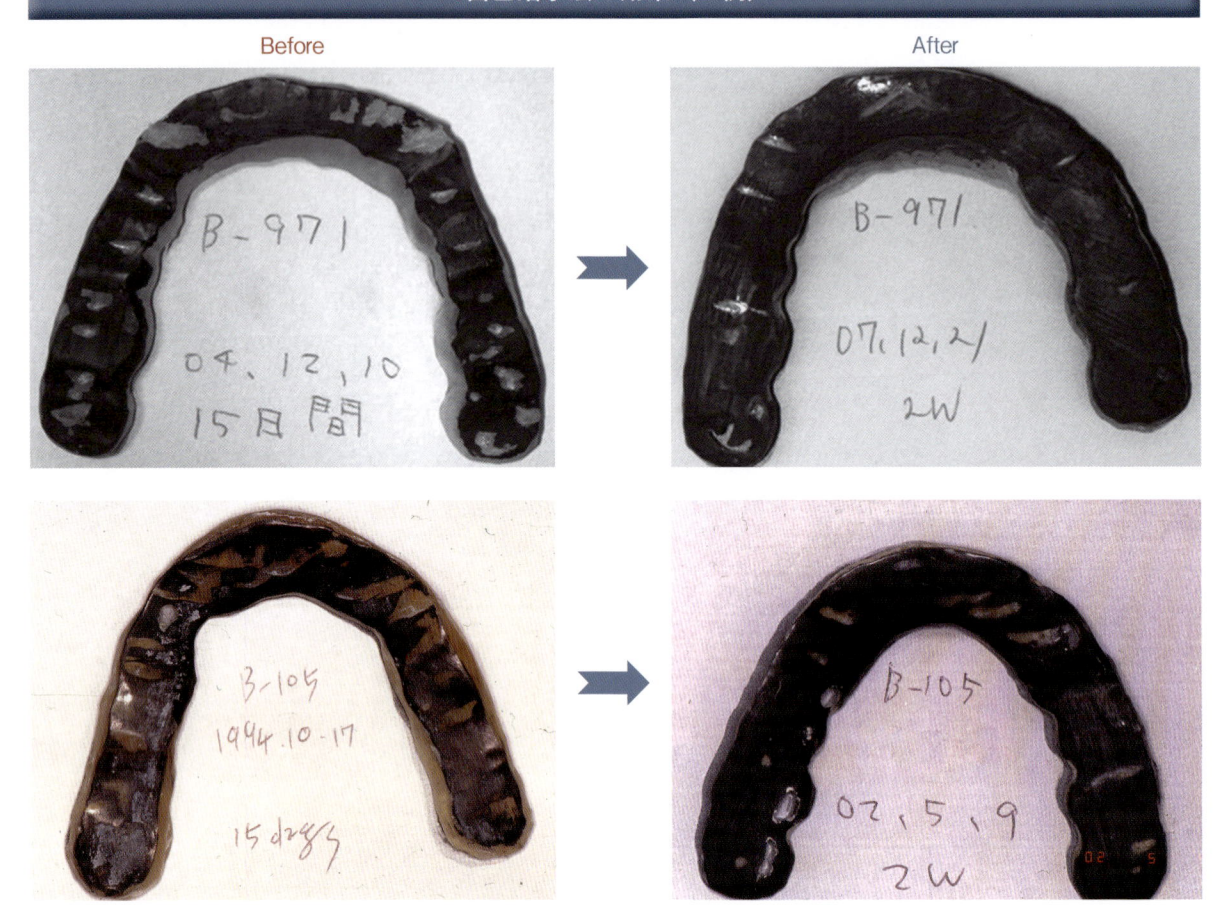

Before　　　　　　　　　　　　After

図4-1　SBのコントロール効果判定
自己暗示法を実施する前には強いB-3であったが，自己暗示法の実施後は弱いB-1に変化した．

されることによって，この方法が持続的に行われるためのモチベーションが患者のなかで強化されるのである．

2―術者による判定

　術者は患者に夜間睡眠中に使用させたオクルーザルスプリントによるSBの評価法によって効果の判定を行う．具体的には，自己暗示前後のスプリント上に形成されたファセットを肉眼で観察すると同時に，それぞれのファセットをシリコーン印象しているので両者の印象を比較観察して効果判定する（**図4-1**）．

3　PSGデータによる自己暗示法の効果判定

　あるとき睡眠障害を専門に治療している睡眠学会の認定医から，SBをもつ患者の治療を依頼された（**症例4-1**）．彼のクリニックでは，PSGデータからSBによる睡眠障害*との診断がなされていた．

---

*SBによる睡眠障害：夜間睡眠中，SBをするたびに脳内にα波が出て脳の覚醒反応が出現し，十分な休息を得ることができない．これが日常的に繰り返されると，慢性的な睡眠不足のため疲労感や昼間の猛烈な眠気などに襲われ入眠し，日常生活に支障をきたすことがある．

筆者のクリニックではSB評価用オクルーザルスプリントによるSBの評価を行った．結果，SBの強さは，B-2より少し強くB-3に近い評価であった．そこで，自己暗示法によるSBの治療を行ったところ，強さが十分に減少したので，再び睡眠クリニックでPSGデータを取りSBの評価を行った．その結果，SBは著しく減少していた．PSGデータによっても，筆者らのオクルーザルスプリントを使用したSB評価法と自己暗示法の有効性が立証された．

症例4-1　睡眠クリニックから治療を依頼されたSBによる睡眠障害の症例

ウェルネス望洋台医院睡眠専門クリニックからSBの治療を依頼された．この患者はSBによる睡眠障害であった．術前・術後におけるSBの評価をPSG（睡眠クリニック）とオクルーザルスプリント（筆者の歯科クリニック）の両方のデータに基づいて行った．両者の結果は術前・術後とも比例的であった．SBのコントロールは自己暗示法を用いて行い，睡眠障害は治癒した．

患者：26歳，男性（1982年生）　**初診**：2008年3月
主訴：他院よりSBの治療の依頼
既往歴：社会不安障害，抑うつ反応，本態性振戦，神経性頻尿，起立性低血圧症
診断：SBによる睡眠障害

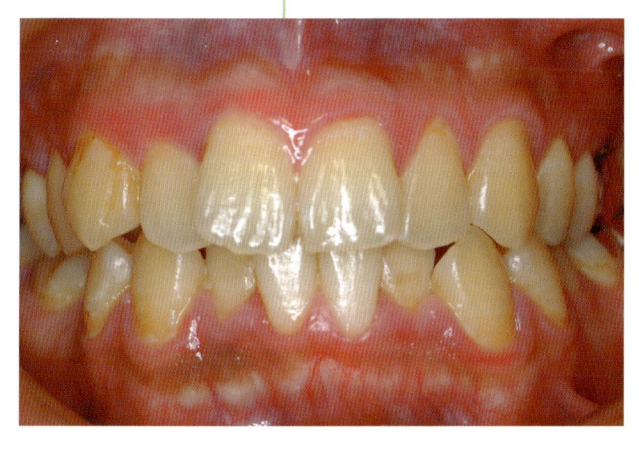

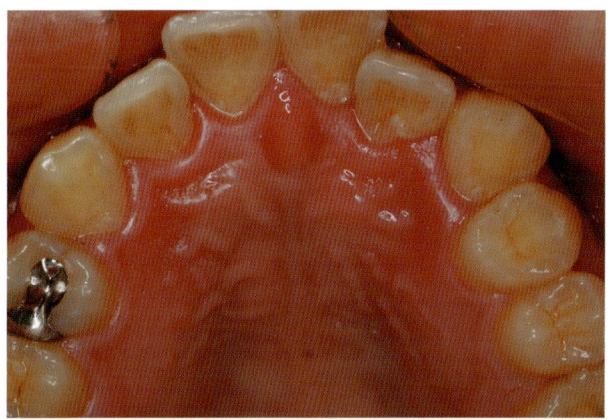

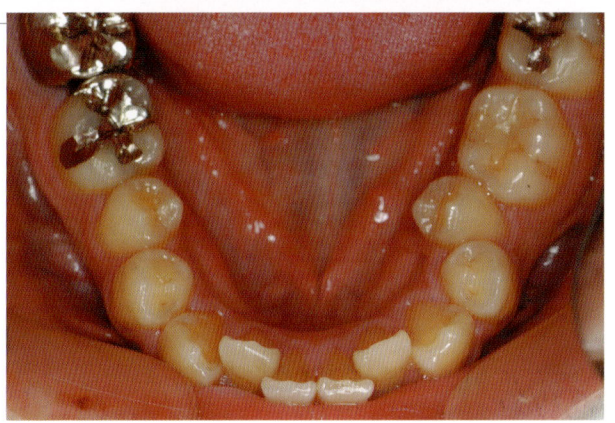

図4-2　初診時の口腔内写真（2008.3.）．患者は睡眠クリニックでPSGデータに基づいてSBが強いと評価され，筆者の歯科クリニックでSBのコントロールを依頼された．歯には摩耗や咬耗が認められない．この口腔内の状態を観察しても見かけ上はSBが強いとは推測できない．オクルーザルスプリントによるSB評価法（池田式評価法）でもSBが強いかどうかわからなかった．

症例 4-1　睡眠クリニックから治療を依頼された SB による睡眠障害の症例（つづき）

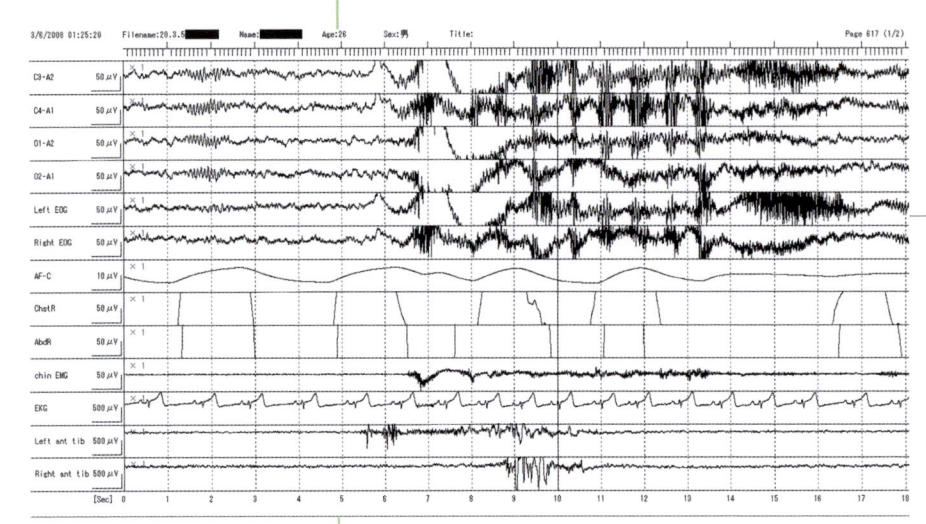

図 4-3　この患者のグラインディングの PSG データ．
グラインディングのみを行っている時間もある．行っているのはノンレム期である．
PSG 検査：ウェルネス望洋台医院，睡眠クリニック（北海道小樽市）．日本睡眠学会認定医と認定検査技師によって SB の評価が行われた．

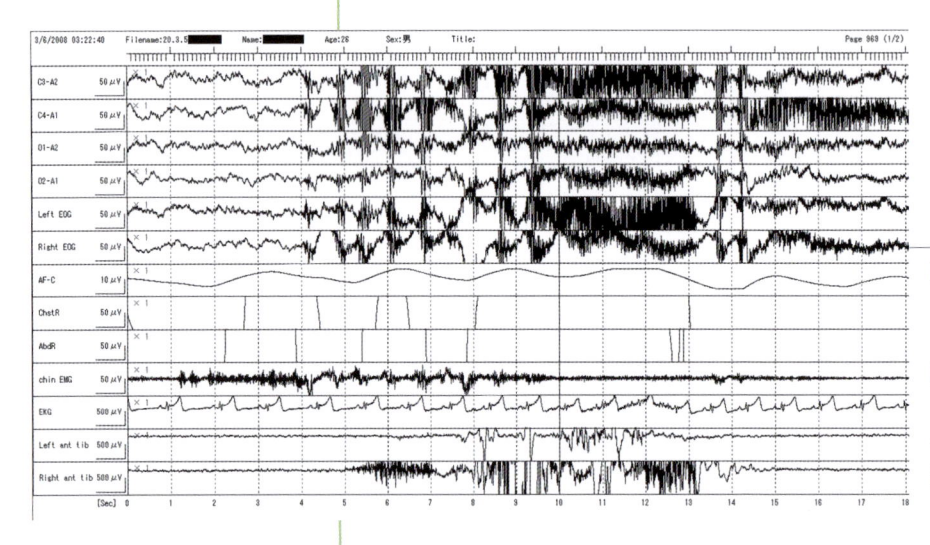

図 4-4　この患者のグラインディングとクレンチングの PSG データ．
グラインディングとクレンチングも同時に行っている．グラインディングとクレンチングはアメリカ睡眠学会の評価基準に基づいて日本睡眠学会認定医と認定検査技師が評価を行った．いずれもノンレム期に行っている．

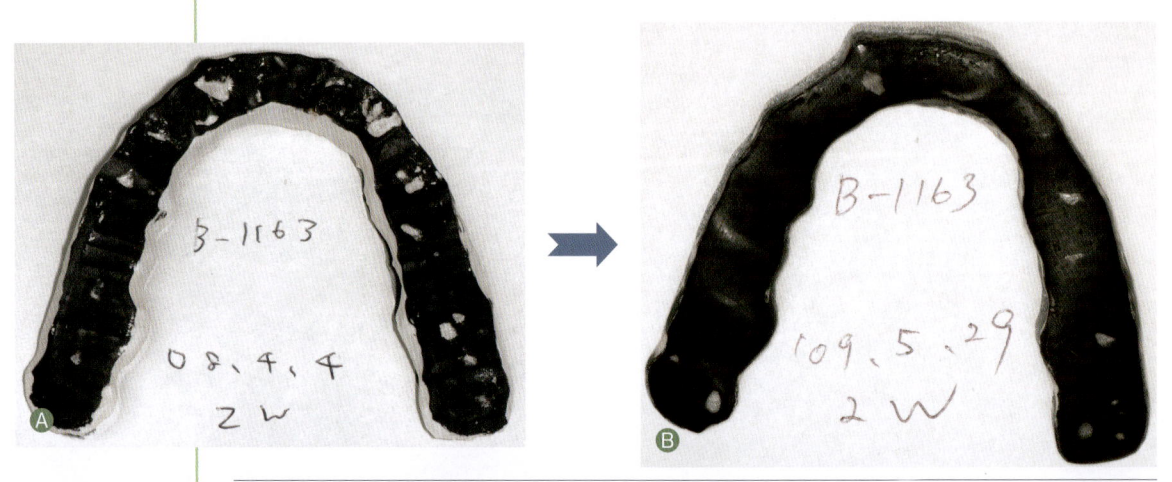

図 4-5　Ⓐ：自己暗示法前，SB の強さは B-2 強であった．Ⓑ：自己暗示法後，SB の強さは B-2 強から弱い B-1 まで減少した．

症例4-1 睡眠クリニックから治療を依頼されたSBによる睡眠障害の症例（つづき）

表4-5 自己暗示法実施前と実施後のPSGデータによるSBの評価

検査日	イベント内容	回	数	総 数
2008.3.5-6	クレンチング	未覚醒	2回	183回
	グラインディング	覚 醒	55回	
		未覚醒	126回	
2008.3.7-8	クレンチング	覚 醒	3回	95回
	グラインディング	覚 醒	46回	
		未覚醒	46回	
2008.7.16-17	グラインディング	覚 醒	138回	142回
		未覚醒	4回	
2008.9.5　筆者の歯科クリニックにて自己暗示法を実施				
2008.11.24-25	クレンチング	未覚醒	4回	4回
2009.10.26-27	クレンチング		0回	0回
	グラインディング		0回	

　表4-5は睡眠クリニックで行ったPSG検査結果である．筆者の歯科クリニックで自己暗示法を実行する直前の2008年7月16日の検査では，1晩に歯ぎしり（グラインディング）を142回行い，覚醒（SBを行ったあとにα波が出る）は138回である．患者は寝ているのに脳は138回覚醒しているわけで，結果として慢性的な睡眠不足となっている．

　2008年9月5日，筆者の歯科クリニックで自己暗示法を実施した．

　SB評価用オクルーザルスプリントでその効果を確認したあと，再び睡眠クリニックでPSGの検査を行った．その結果，2008年11月24-25日，噛みしめ（クレンチング）が4回でしかもα波が出ない未覚醒である．約1年後の2009年10月26-27日のPSG検査結果はクレンチング，グラインディングとも0回であった．

　こうしてSBへの自己暗示法の持続的効果がPSGデータとオクルーザルスプリントにより示されたことになる．

4 自己暗示法による成功率と効果の持続[8]

　自己暗示法は，自分の健康の獲得・維持・増進にとりSBのコントロールがぜひ必要だと思っている患者に対して行うので，成功率は高い．いいかえれば，われわれ医療者側がSBのコントロールが必要と考えていても，患者が本気でSBのコントロールの必要性を理解していなければ，自己暗示法は成功しない．これはプラークコントロールを行う際に，モチベーションが成功していなければうまくいかないのと同様である．すなわち"力"の治療へのモチベーションが自己暗示法の成功のKeyといえよう（詳細は第6

章を参照されたい）．ただし，成功したあと，その効果が長期に持続されていなければ意味がない．

そこで，筆者のクリニックにおいて効果がどう維持されているのか，リコールによるモニタリングで調査研究を行った．具体的には，何度か自己暗示法の効果をオクルーザルスプリントで確認し，その記録を取ったあとオクルーザルスプリントの使用を中止させた．そして6カ月後にリコールを行い，再度SB評価用オクルーザルスプリント上のファセットを記録し，6カ月経過前後のSBの強さを比較検討した．次項がその結果である．

調査研究結果

SBのコントロールが必要な患者50人に対し自己暗示法を行った（**図4-6**）．その結果，48人（96%）に効果が認められた．その後，自己暗示の効果がどの程度持続するのか上記の方法で6カ月間の効果判定を行った．その結果を**図4-7, 8**に示す．ブラキシズムの評価でB-2，B-3において大きな効果のみられた患者には効果の持続が認められた．問題はSBの強さがB-2の患者で，わずかに自己暗示法が効果のあった患者は効果の持続が50%で，期待したほどの効果は得られなかった．

治療へのモチベーションが高く，大きな効果が得られた患者ほど効果の持続がみられる傾向にあることがわかった．SBの強いB-3のような患者では，SBへの取り組みが熱

図4-6 自己暗示法を行った患者から無作為に50名選択して自己暗示法の効果を調査した．成功率は高く96%（48名）であった．この結果は当然で，自己暗示法はSBをコントロールすることが自身の口腔健康を回復・維持するために必要だと自覚している患者に行っているからである．効果がないとしている4%の患者も全く効果がないのではなく若干の効果はみられているのである．

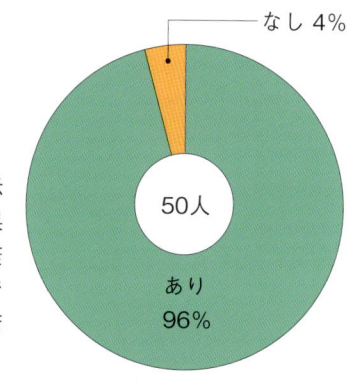

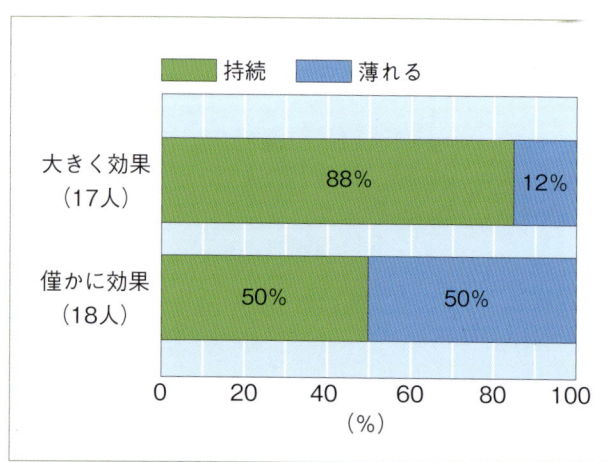

図4-7 SBの強さが中程度のB-2の患者の自己暗示の効果の持続を調査した．大きく効果があった者のほうが効果の持続がみられた．これは治療へのモチベーションが高かった結果だと思われる．

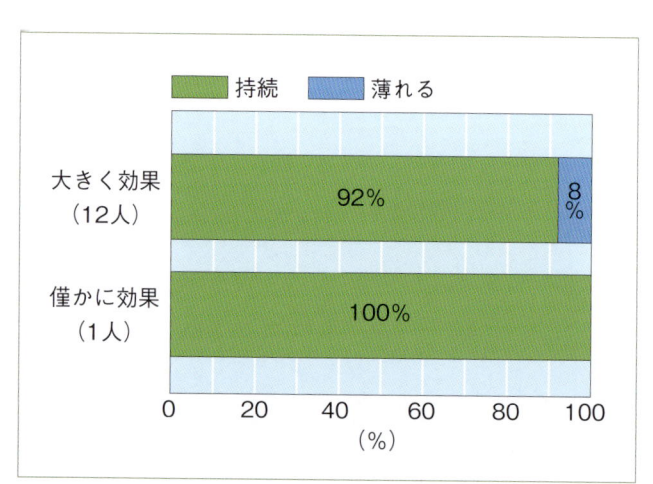

図4-8 SBの強いB-3の患者の自己暗示の効果の持続を調査した．B-3の患者はSBの影響が大きく，治療へのモチベーションが高いので効果が持続する率は高い．

4 睡眠時ブラキシズム（SB）のコントロール

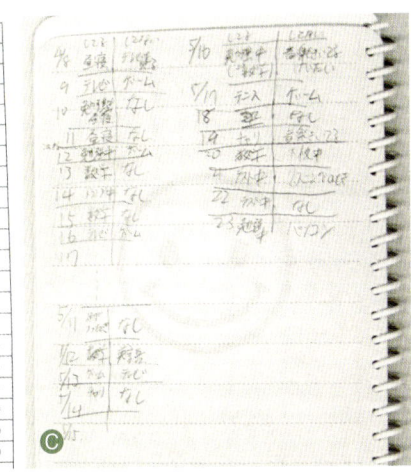

図 4-9 自己観察の記録
Ⓐ：自分を深く知ろうと努力している自己観察の例．同じ状況でも思考状態や精神状態が異なるため歯の接触状態が異なる．
Ⓑ：患者自身は熱心に努力して自己観察を行っていた．SB は大きく減少した．
Ⓒ：あまり効果のなかった自己観察例．

心で効果が持続する傾向がある．

これまでわれわれ歯科医師は，睡眠中のブラキシズム（SB）の効果的な治療や治療後の評価について有効な方法をもたず，ほとんど無力に等しかった．本書で述べる自己暗示法は SB のきわめて効果的な治療法であり，また，オクルーザルスプリントによる SB の評価法は，安価かつ長期のモニタリングが容易にできる利点をもつきわめてすぐれた方法ではないかと考える．

5 自己観察による SB のコントロール[7]

筆者らは20数年前より，心理療法の一つである自己暗示療法により SB の減少を試み，成果を上げてきた．その際，自己暗示療法に入る前の手順としてまず日中のブラキシズムの自己観察を導入してきた．そして自己観察の方法を教え，自己観察を詳細に指導するだけでも SB を減少させる効果があるという興味深い事実が判明した（図 4-9）．自己観察の評価は，オクルーザルスプリントによる SB の評価法を用いて行った．

そこで，自己観察の効果が実際の臨床においてどの程度あるのかを調査し，次項のような結果がみられた．

調査研究結果

SB のコントロールの必要な 20 人を選択し，自己観察が SB にどの程度効果があるのかを調査した（図 4-10〜12）．その結果，17 人（85％）に効果が認められ，3 人（15％）に効果がなかった．効果のあった 17 人のうち 6 人（30％）に著明な効果があった（図 4-13）．自己観察を熱心に記録する人ほど高い効果のあることもわかった（図 4-9）．これらの結果から，SB を減少させようとする目的意識の高い患者ほど効果は高いことが示唆された[5]．

臨床的意義：昼間の歯の接触状態が SB に反映していると思われる．よって昼間の歯の接触状態の詳細な観察を行わせると SB が減少する可能性がある．

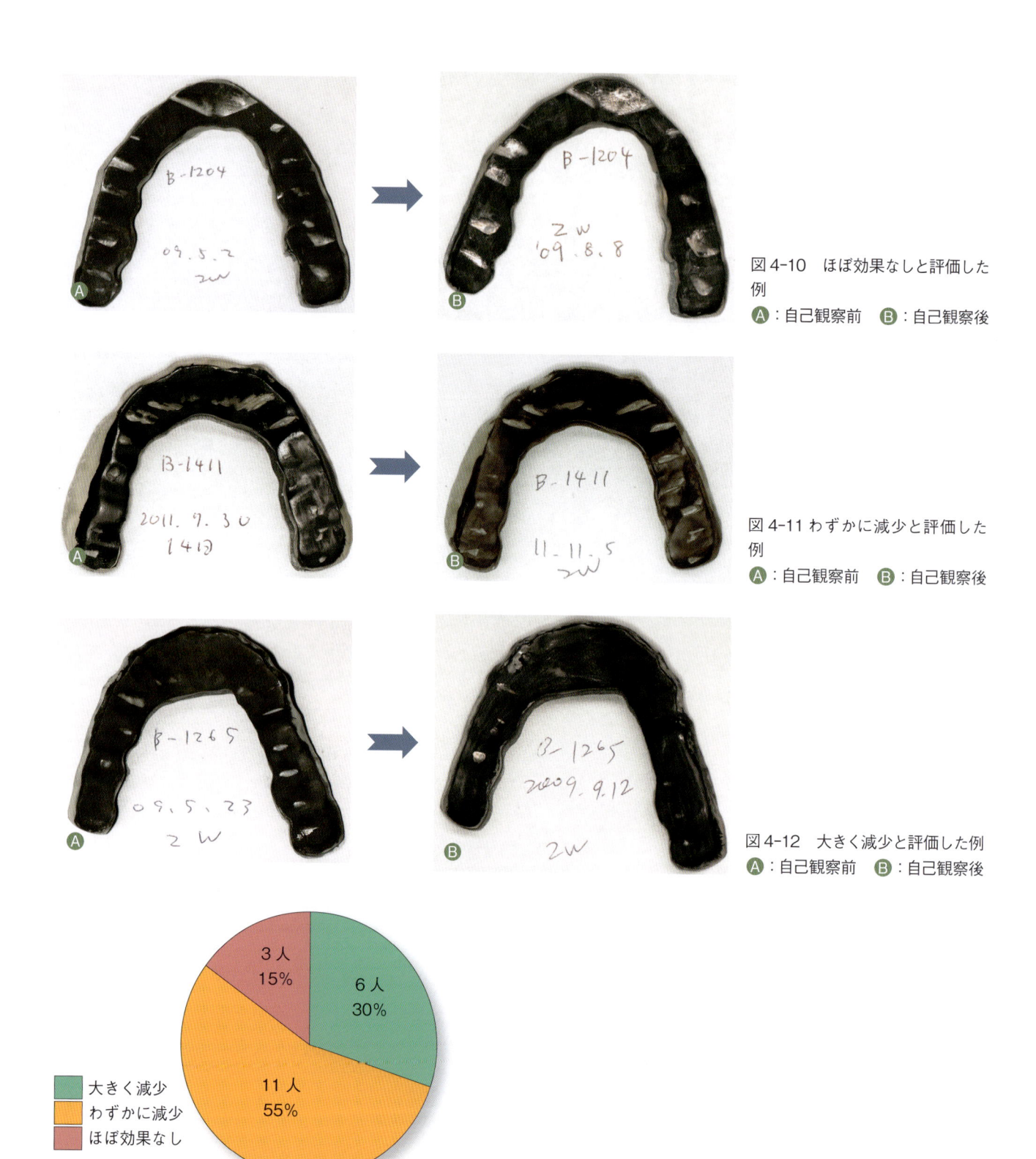

図4-10 ほぼ効果なしと評価した例
Ⓐ：自己観察前　Ⓑ：自己観察後

図4-11 わずかに減少と評価した例
Ⓐ：自己観察前　Ⓑ：自己観察後

図4-12 大きく減少と評価した例
Ⓐ：自己観察前　Ⓑ：自己観察後

図4-13 自己観察によるSBの減少する割合．85％の患者に効果が認められた．

4 睡眠時ブラキシズム（SB）のコントロール

症例 4-2　SB のコントロールの重要性を認識させられた症例

　重度の慢性歯周炎の患者に通常の歯周外科治療を含めた歯周治療を行い，経過は良好に推移したので1カ月ごとのメインテナンスに移行した．ところがメインテナンスに入って1年半が経過したころから歯周ポケットが徐々に深くなったため，再度ルートプレーニング，PMTC を行ったものの改善がみられなかった．SB の関与を疑い，SB の評価を行ったところ，強い B-3 であった．そこで SB を減少させるため自己暗示法を行った．SB はごく弱い B-1 まで顕著な改善がみられた．5カ月後の診査で歯周ポケットの改善が認められた．SB も弱い B-1 に減少したままで順調に経過している．

患者：46歳，男性（1940年3月生）

初診：1986年3月

主訴：歯周病治療

現症：エックス線写真（**図 4-15**）で高度の骨欠損が認められた．プロービングデプス（**図 4-16**）は深いが，表面的にはそれほど炎症は強くなかった．

残存歯：
$$\frac{7654321|123456}{87654321|1234567}$$

診断：重度成人性歯周炎

経過：

　1986～1988　モチベーション，歯周基本治療，歯周外科を行った．

　1990.4.　　1カ月ごとのメインテナンスを行っていたにもかかわらず，治療後1年半で歯周ポケットの再発が認められた．さらに再ルートプレーニング，PMTC などを定期的に行ったが改善は認められなかった（**図 4-20**）．

　1991.7.　　自己暗示法を行い，SB が B-3 から B-1 までに減少した．5カ月後にはプロービングデプスの改善が認められた（**図 4-21**）．

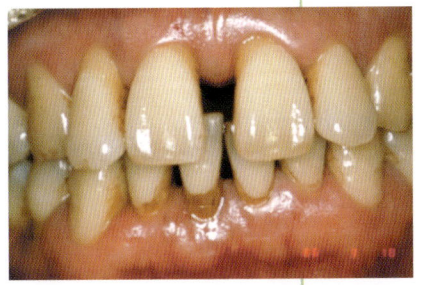

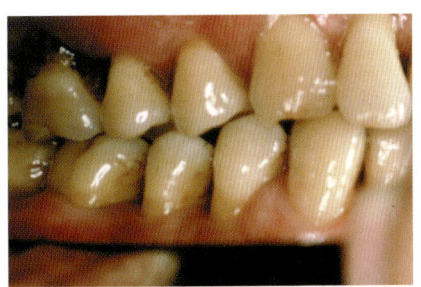

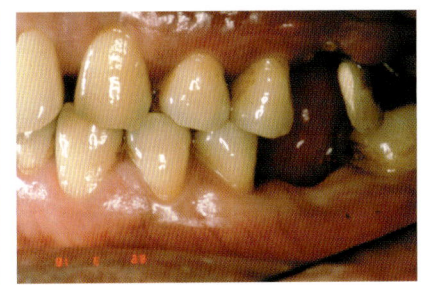

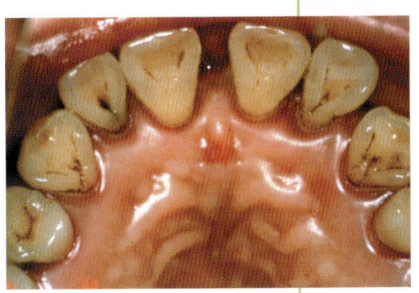

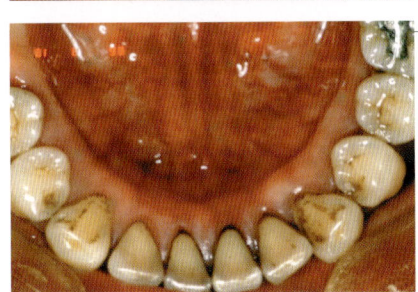

図 4-14　初診時の口腔内写真（1986.3.）表面的には発赤腫脹はそれほど強くないが，深い歯周ポケットの存在が推察される．上顎右側大臼歯部に歯石の沈着が認められる．左側大臼歯部は応急処置を行っている．口蓋側歯肉の表面的な炎症は強くない．（池田雅彦ほか：成功する歯周病治療　歯科衛生士なにする？　どうする？　医歯薬出版，2003．）

症例 4-2 SBのコントロールの重要性を認識させられた症例（つづき）

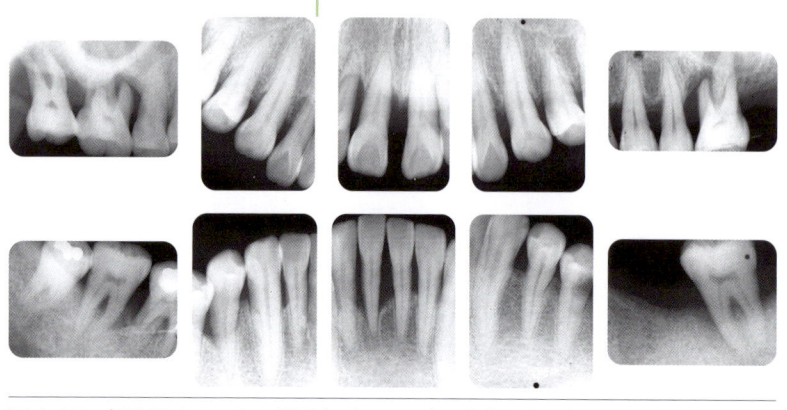

図4-15 初診時のエックス線写真（1986.3.）．高度な骨吸収がみられる．

図4-16 初診時のプロービングデプス（1986.3.）．プロービングデプスは深く，そのパターンは炎症型と咬合型の混合である．

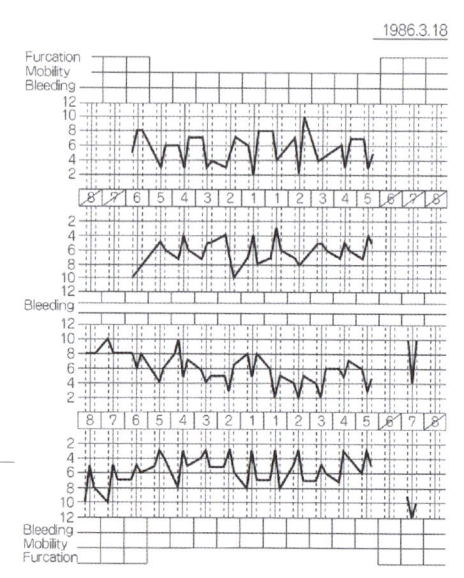

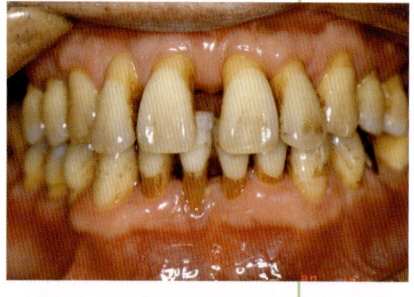

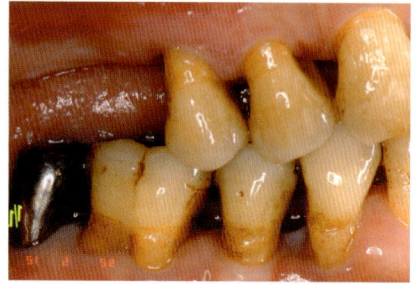

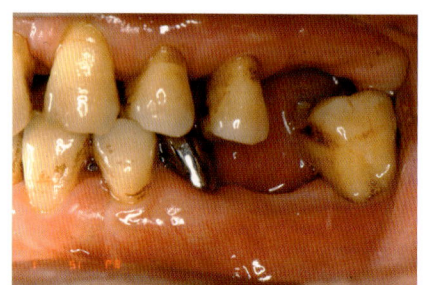

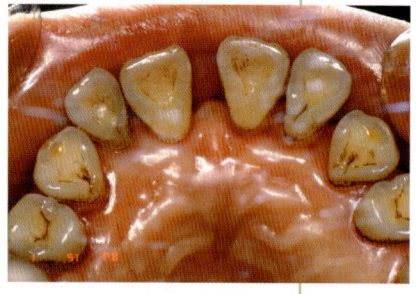

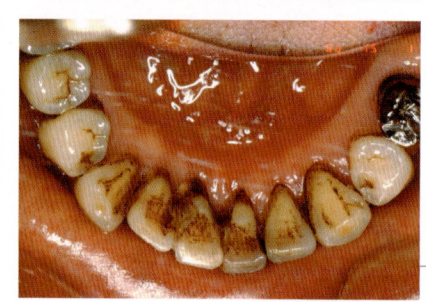

図4-17 治療後の口腔内写真（1987.12.）

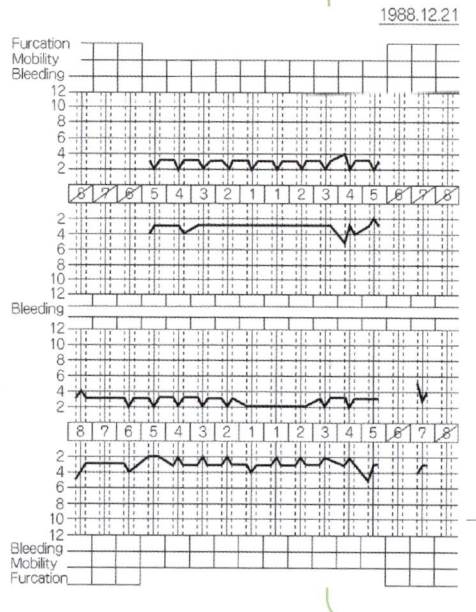

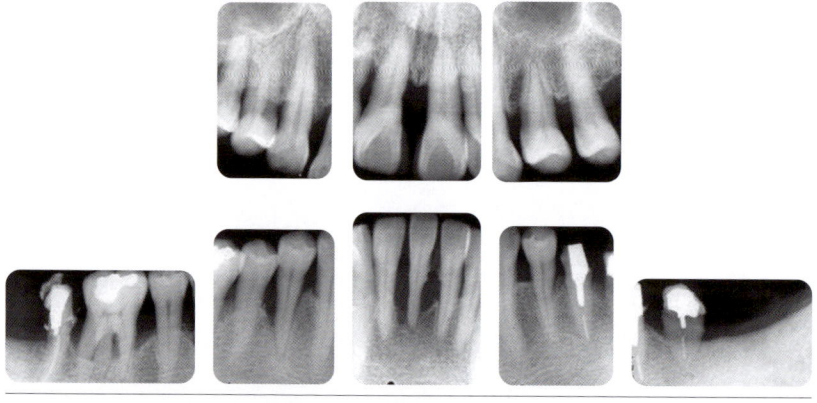

図4-19 メインテナンス時のエックス線写真（1991.6.）

図4-18 1988.12．歯周基本治療に加えて口腔全体に外科手術を行い，その後メインテナンスに入った．メインテナンス中のプロービングデプスは良好である．

症例 4-2 SBのコントロールの重要性を認識させられた症例（つづき）

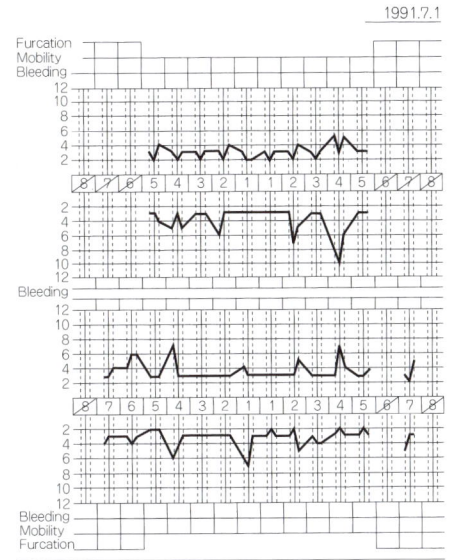

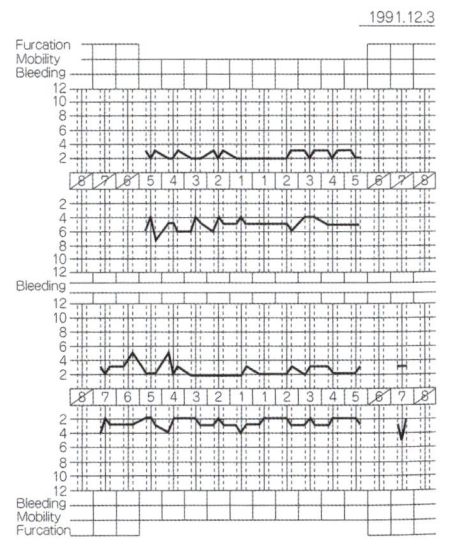

図 4-20　1991.7.　リコールごとにプラークコントロールの強化とPMTC，ルートプレーニングを行った．しかし，プロービングデプスの改善はみられなかった．

図 4-21　1991.12.　咬合治療としてブラキシズム（歯ぎしり）の強さを減少させる自己暗示法を行った．SBの強さはB-3からB-1へと減少し，プロービングデプスの著しい改善がみられた．

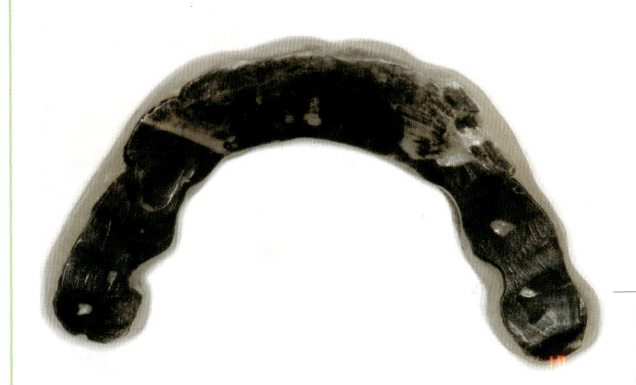

図 4-22　自己暗示法開始5年後（1996.1.10），ブラキシズムの強さは減少したB-1のまま推移している．

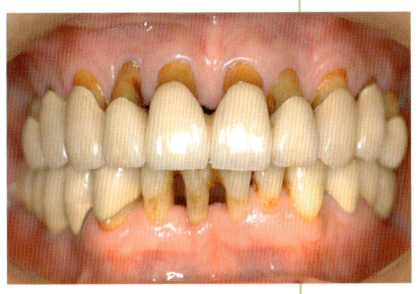

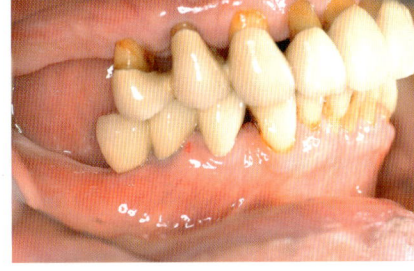

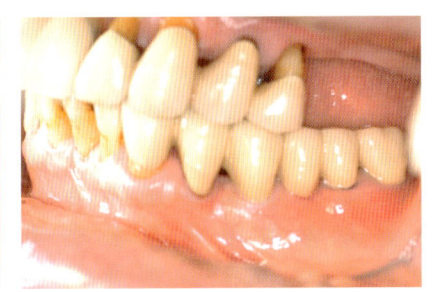

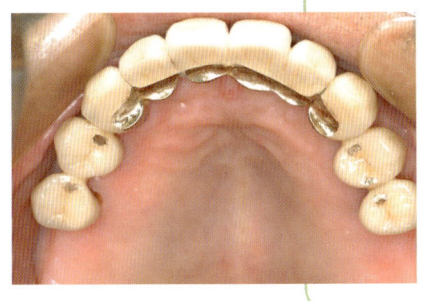

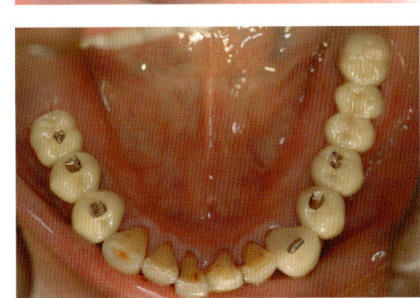

図 4-23　24年後のメインテナンス時の口腔内写真（2010.4.13）

症例 4-2　SBのコントロールの重要性を認識させられた症例（つづき）

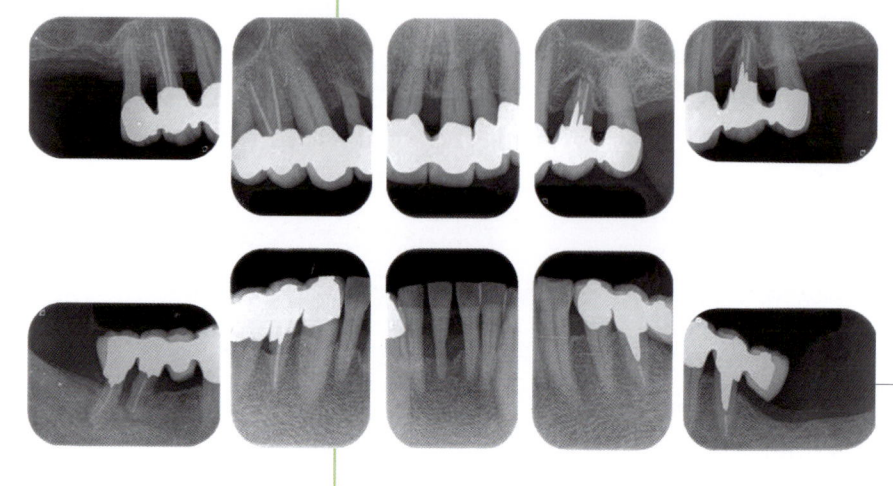

図4-24　24年後のエックス線写真（2010.4.13）

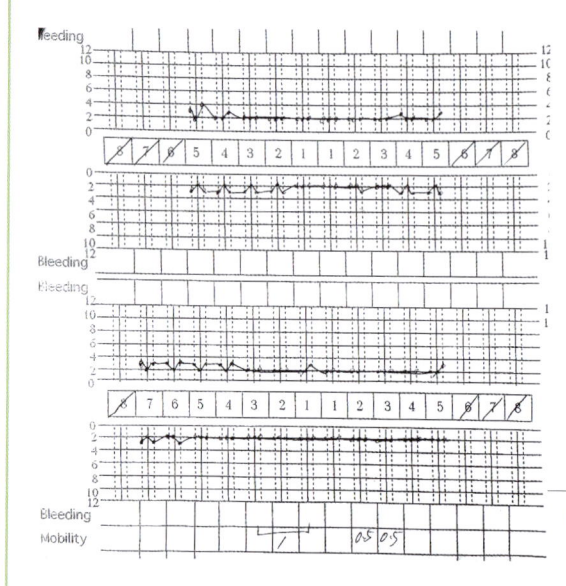

図4-25　24年後（2010.4.13），プロービングデプスは良好に保たれている．

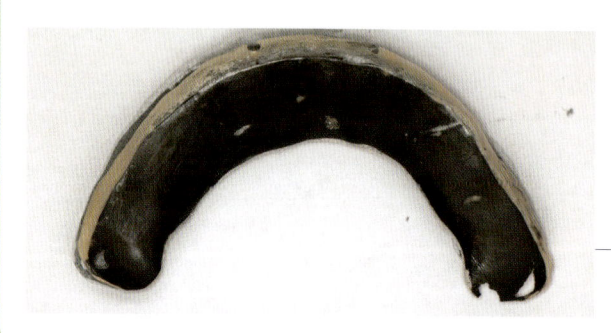

図4-26　27年後（2013.9.30），B-1のまま維持されている．

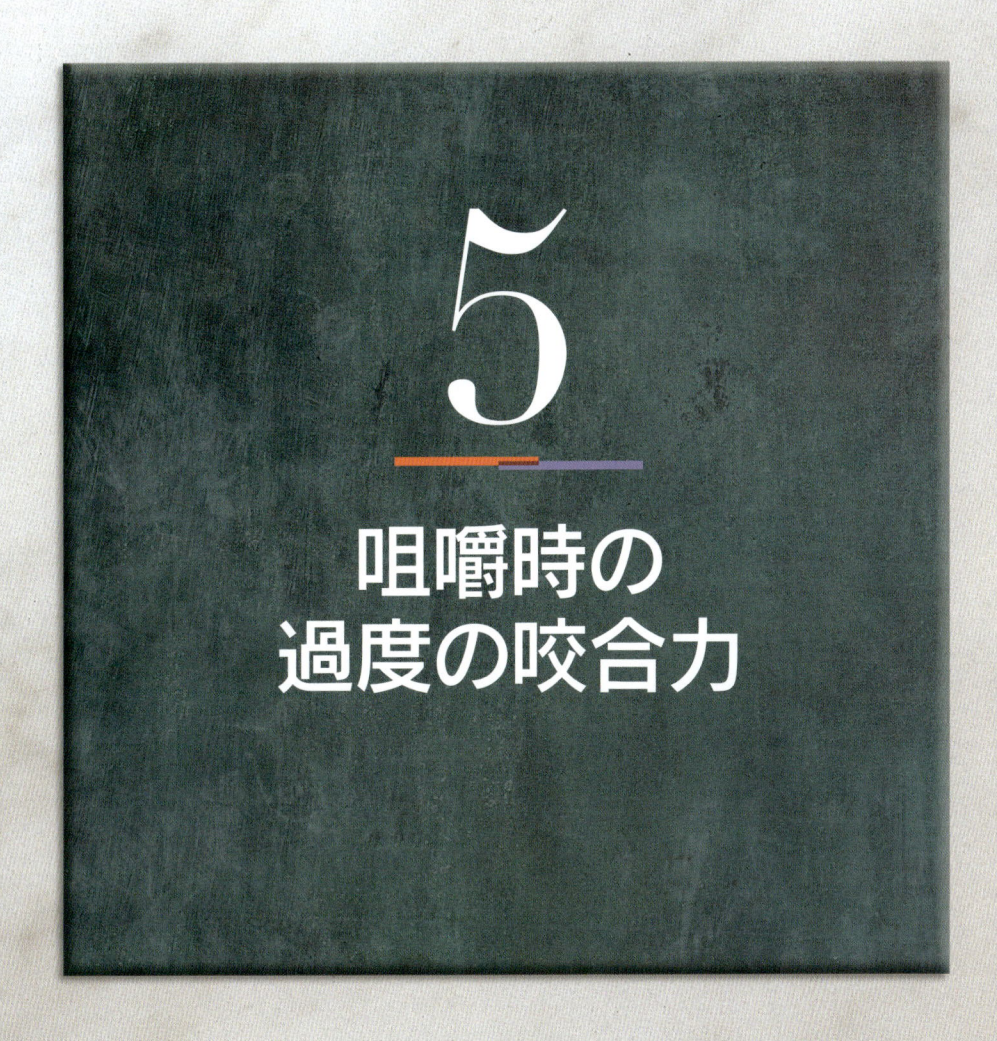

5

咀嚼時の過度の咬合力

Force-complex syndrome

5 咀嚼時の過度の咬合力

1 咀嚼時の"力"の気づき[1,2]

上顎にオーバーデンチャータイプの義歯を装着している患者（**症例5-1**）で，義歯床下の残存歯に歯根破折がみられた．また，義歯の咬合面には著しい咬耗がみられた．この患者に対し，オクルーザルスプリントを用いた池田式SB評価法によりSBの評価を行った．

まず，オクルーザルスプリントを製作し，毎睡眠時に2週間，義歯の上にこのスプリントを装着して使用してもらった．2週間後，スプリント上に印記されたファセットによりSBの評価を行った．その結果，評価は弱いB-1であった（**図5-4**）．SBが弱い理由として，スプリントを義歯の上に装着したので咬合高径が高くなったために，実際のSBの強さをより小さく評価したか，SBは実際に弱いのだがSB以外の"力"が関与しているかのどちらかだと考えた．そこで，咬合高径が高くならない複製義歯を製作し，睡眠時に2週間使用させた．義歯の咬合面にはSB評価用レジン（ファセットレジン®）を用いた．結果は弱いB-1であった．この結果から，患者の歯根破折や咬耗をもたらす"力"は，睡眠時のブラキシズム（SB）ではなく，**SB以外の何らかの"力"**が関与したものではないかと疑われた．

SB以外の"力"として考えられるのは覚醒時のブラキシズム（主としてクレンチング，グラインディング）または咀嚼時の咬合力である．

そこでまず，覚醒時のブラキシズムの評価を行った．評価法は，まず，複製義歯を製作し，その咬合面をSB評価用と同じファセットレジン®（ジーシー社製）とした．この複製義歯を食事（間食も含む）以外の覚醒時に使用させ，咬合面に印記されたファセットの状態により**食事時間以外に作用している"力"**の評価を行った（**図5-6**）．その結果，ファセットはSBの弱いB-1と同程度という評価であった．B-1は修復物の長期維持や歯周治療後の良好な経過が期待できる値である．したがって，この患者からSBおよび覚醒時のブラキシズムという要因は除外できると考えられた．

次に咀嚼時の咬合力の評価を行った．方法は，上記と同様に咬合面にファセットレジン®を使用した複製義歯を製作し，**咀嚼時**（食事時，間食時も含む）に使用させた．そして咬合面のファセットの状態を観察し，"力"の評価を行った．その結果，咬合面には強いファセットが認められた（**図5-7**）．

上記の結果から，この患者の"力"の影響はSBでも覚醒時のブラキシズムでもなく，咀嚼時の咬合力の作用であることがわかった．どのような状態で咀嚼時の"力"が発揮されるのかはわからないとしても，オクルーザルスプリントを咀嚼時に2週間ずつ2サイクルの使用により，強いSBに匹敵する強い咬合力が作用していたことが判明した．こ

の際，食物の嗜好が硬い物か軟らかい物かも検討するため，食事内容も同時に記録させた（図 5-8）．

さまざまな角度から行った"力"の評価とその評価に基づいた臨床対応を要約すれば，患者には従来の食事内容は変えず噛み方のみを弱くするよう指導した（指導法については「5　咀嚼時の咬合力のコントロール」の項を参照されたい）．

その結果，ファセットがほとんど消失する程度に弱くなり，その状態が継続している．

症例 5-1　咀嚼時の咬合力が強い症例 ①

患者は全部床義歯タイプのオーバーデンチャーを装着している．前歯部人工歯の破折と義歯床下の残存歯の破折がある．義歯の人工歯の咬合面にも著明な咬耗が認められた．これらの事象の原因は何らかの"力"が作用していると思われるが，その鑑別診断が必要である．そこで"力"の要因として SB，日中のブラキシズム，咀嚼時の咬合力についてそれぞれ評価を行った．

[SB]
① 池田式の評価法すなわち義歯の上にオクルーザルスプリントを製作して評価を行う．
② SB の評価用レジン（ファセットレジン®，ジーシー社製）を用いて複製義歯を製作し，睡眠時に 2 週間使用させた．そして形成されるファセットを観察して SB の強さを評価した．

[日中のブラキシズム]
複製義歯を製作して日中の食事以外の時間に使用させ，複製義歯上に形成されるファセットを観察して日中のブラキシズムの強さを評価した．

[咀嚼時の咬合力]
複製義歯を製作して食事時に使用させた．複製義歯上に形成されるファセットを観察して咀嚼時の咬合力を評価した．

以上の評価の結果，SB および日中のブラキシズムの強さは弱いことがわかった．一方，咀嚼時（食事時，間食時も含む）に使用させた複製義歯の咬合面には著明な咬耗が認められ，この患者での"力"は咀嚼時の咬合力が作用していることが判明した．すなわち，この患者では咀嚼時の咬合力のコントロールが治療上の要諦となる．

患者：70 歳，男性（1918 年 2 月生）
初診：1988 年 6 月
主訴：カリエス治療，義歯の製作希望
既往歴：来院後カリエス治療，補綴処置終了．
上顎はコーヌスタイプのオーバーデンチャー．

> 症例 5-1　咀嚼時の咬合力が強い症例①（つづき）

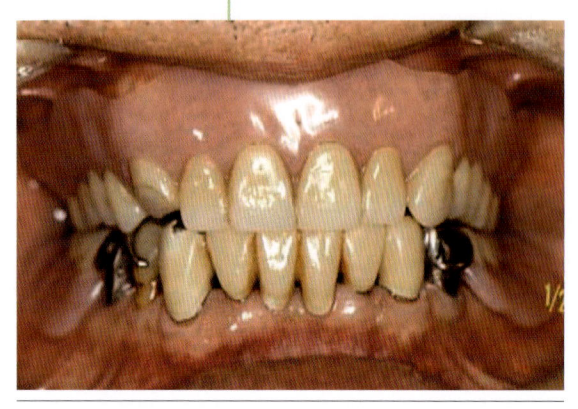

図 5-1　初診時（1988.6.）．上顎にはオーバーデンチャータイプの義歯が装着されている．

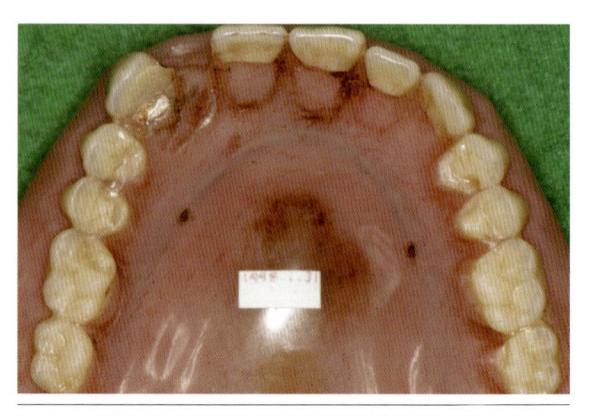

図 5-2　義歯人工歯の咬合面には著明な咬耗が認められる．

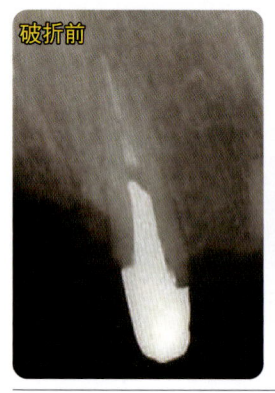

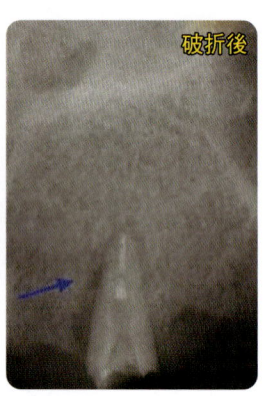

図 5-3　義歯床下の残存歯の歯根破折

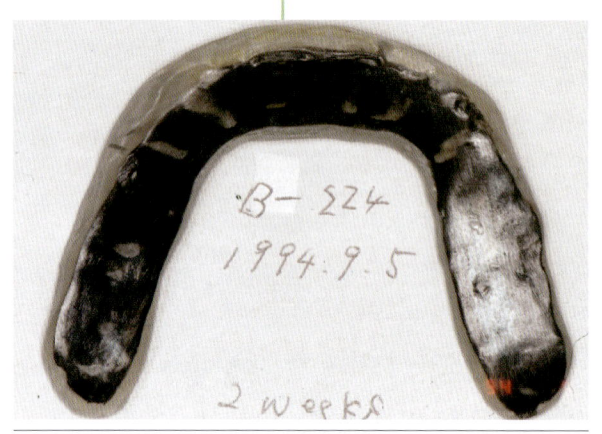

図 5-4　池田式の SB 評価法：義歯上にファセットレジン® でオクルーザルスプリントを製作し，睡眠時に 2 週間使用させスプリント上に形成されたファセットを観察して SB 評価を行った．結果は弱い B-1 であった．

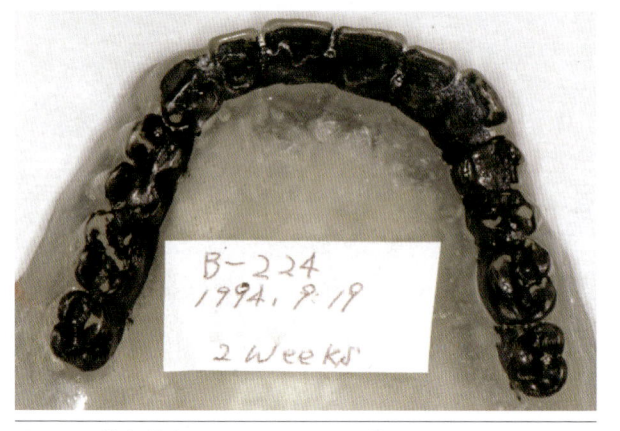

図 5-5　複製義歯をファセットレジン® で製作し，睡眠時に 2 週間使用させ複製義歯の咬合面上に形成されたファセットを観察して SB 評価を行った．結果は弱い B-1 であった．

複製義歯による咀嚼時の咬合力の評価

咬合面に SB 評価用のレジン（ファセットレジン®）を用いて複製義歯を製作し，患者の咀嚼時（食事時，間食時も含む）に 2 週間使用させる．そして複製義歯の咬合面に形成されたファセットを観察して咀嚼時の咬合力の評価を行う．
→「評価基準」は表 5-2 参照．

5 咀嚼時の過度の咬合力

症例 5-1 咀嚼時の咬合力が強い症例①（つづき）

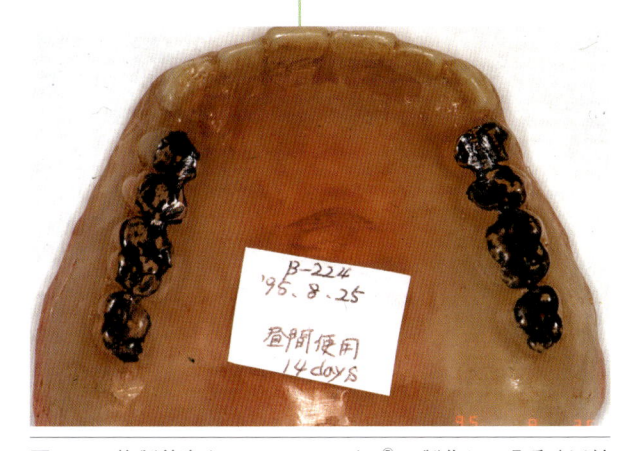

図5-6 複製義歯をファセットレジン®で製作し，咀嚼時以外の覚醒時に使用させ複製義歯の咬合面に形成されたファセットを観察して覚醒時のブラキシズムの咬合力を評価した．結果は弱いB-1であった．

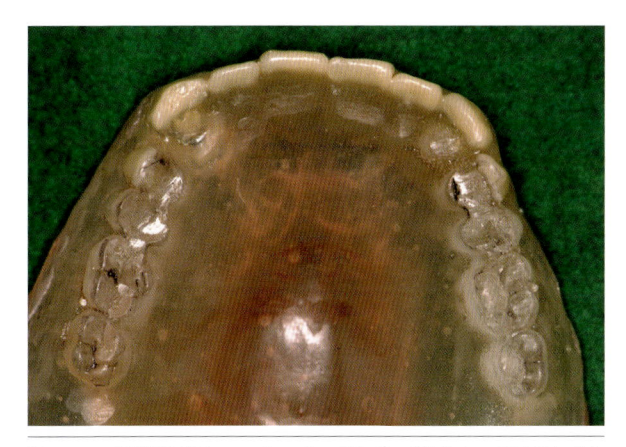

図5-7 複製義歯をファセットレジン®で製作し，咀嚼時（食事時，間食時も含む）に2週間使用させ，咬合面に形成されたファセットを観察して咀嚼時の咬合力を評価した．結果はSBのB-3に匹敵するほどの著しいファセットが認められた．この患者での"力"は咀嚼時の咬合力であることが判明した．

咀嚼時の"力"によってファセットができた なぜ？

硬い食物嗜好のせい？ → 軟らかい食物に変える？

食べ方に問題がある？ → 食べ方を変える？

さまざまな試行錯誤を重ねた結果

食事内容を変えず，弱い力で噛むよう指導

その結果

ファセットが弱くなった

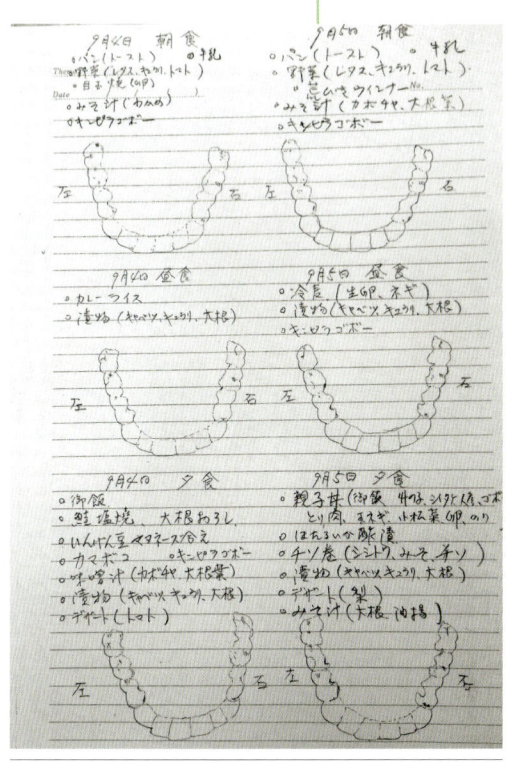

図5-8 この患者の咀嚼表．複製義歯を使用して食事の際には食事表も記録させた．

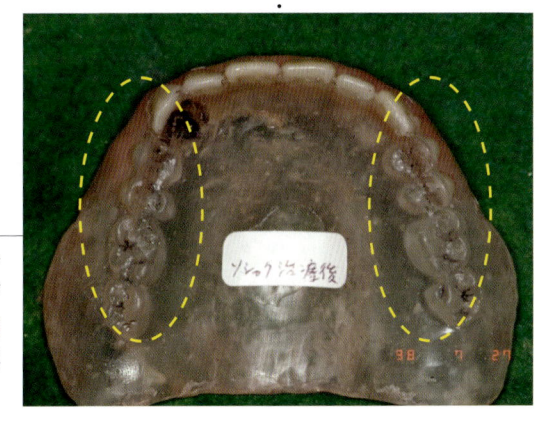

図5-9 咀嚼時の咬合力のコントロールの指導を行った．その後，ファセットレジン®で製作した複製義歯を食事時に使用させた．その結果，複製義歯の咬合面に形成されたファセットは弱くなった．

症例 5-2 咀嚼時の咬合力が強い症例 ②

　患者は部分床義歯を装着しているが，義歯やクラスプの破損および残存歯修復物の脱落がしばしば起こり，過大な"力"が関与していることをうかがわせる．義歯上には著しいファセットが観察された．

　そこでSB，日中のブラキシズム，咀嚼時の咬合力を評価した結果，SB，日中のブラキシズムは弱く，咀嚼時の咬合力が強いことが判明した．この患者では"力"の作用は咀嚼時の咬合力であった．

患者：65歳，男性（1920年9月生）

初診：1985年12月

主訴：前歯が取れそう．食事中に右下の奥歯が痛い．

口腔内所見：過蓋咬合で歯肉は線維性

診断：重度の慢性歯周炎

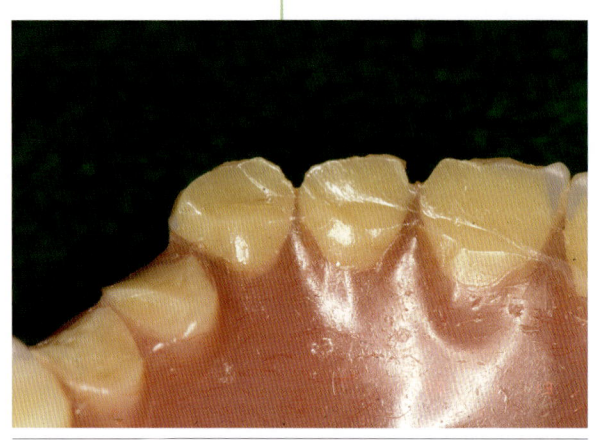

図5-10　部分床義歯の咬合面に著しいファセットが認められる．

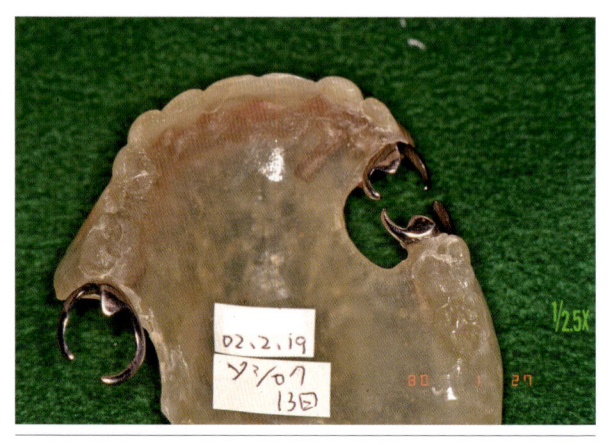

図5-11　複製義歯をファセットレジン®で製作し，咀嚼時以外の覚醒時に使用させ，複製義歯の咬合面に形成されたファセットを観察して覚醒時のブラキシズムの咬合力を評価した．結果は弱いB-1であった．

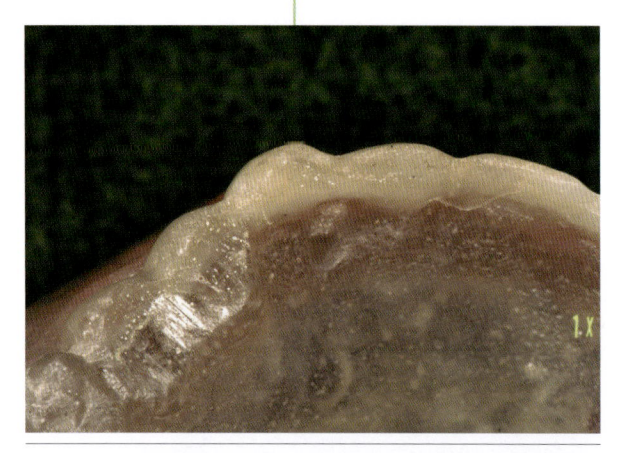

図5-12　複製義歯をファセットレジン®で製作し，咀嚼時（食事時，間食時も含む）に2週間使用させ複製義歯の咬合面に形成されたファセットを観察して咀嚼時の咬合力を評価した．複製義歯上には元の部分床義歯の咬合面に形成されたのと同じ部位にSBのB-3に匹敵するほどの著しいファセットが認められた．この患者の"力"は咀嚼時の咬合力が作用していることが判明した．

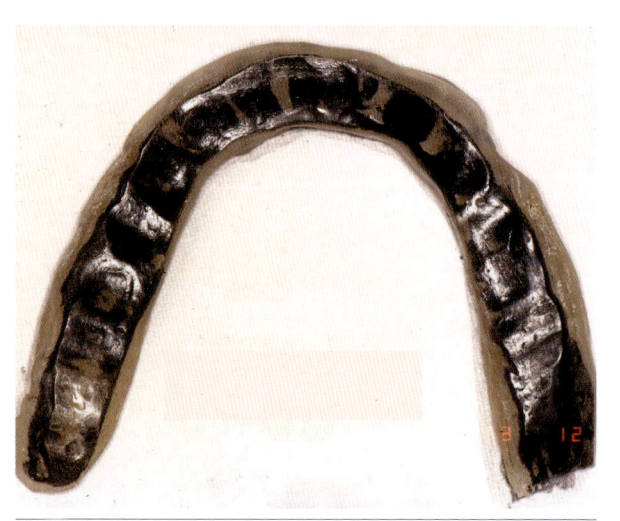

図5-13　池田式SB評価法：義歯上にファセットレジン®でオクルーザルスプリントを製作し，睡眠時に2週間使用させスプリント上に形成されたファセットを観察してSB評価を行った．結果は弱いB-1であった．

2 咀嚼時の咬合力評価法[3,4]

1―複製義歯を使用した方法

前述したように，オーバーデンチャーや多数歯欠損のパーシャルデンチャー装着者の咀嚼時における咬合力を評価するには，複製義歯を製作しその咬合面の咬耗状態を観察して評価する方法で行う（**症例5-1，2**）．このときの複製義歯の咬合面の素材はSBの評価で使用したファセットレジン®を使用する．共通の素材を使用することによって，治療効果・術後経過における評価などを行うときにもSBでの臨床経験のアナロジーが可能となる．

2―咀嚼時の咬合力評価用スプリントによる方法

義歯の患者では，上述したように咬合面にファセットレジン®を使用して製作した複製義歯により咀嚼時の咬合力の評価を行う．

次に，有歯顎の患者では咀嚼時の咬合力の評価をどのように行うかが問題となる．この場合にも，夜間睡眠時のブラキシズム（SB）の評価法で行ってきた数々の試行錯誤の経験が生きることとなった．**表5-1**に示したプロセスによって評価を行うこととした．すなわち，まず，咀嚼時の咬合力評価用スプリントもSBと同様に上顎に製作する（**図5-14**）．次いでこのスプリントを咀嚼時（食事時，おやつ時も含む）に使用させ，スプリントの咬合面に変化が起こっていないか，ヒビが生じるか，1～2週間で割れるか，1週間以内で割れるかによって弱いM-1からかなり強いM-4までの4段階の指標を設け，この指標に基づいて評価を行った（**表5-2，図5-15，16**）．

表5-1　有歯顎における咀嚼時の咬合力の評価手順

① スプリントの製作 厚さ1.5 mmの熱可塑性レジンシートBIOCRYL® "C"（SCHEU DENTAL社製）を用いて上顎全体の咬合面を再現した咀嚼用スプリントを製作．
② スプリントの使用法 2週間のすべての咀嚼時（食事，間食も含める）に上顎にスプリントを装着し，普段の食べ方で使用させる．スプリントが破折し使用不能になればその時点で使用を中止させる．
③ スプリントの評価法（表5-2） スプリントが劣化し破折するまでに要した期間により，咀嚼時の咬合力の強さを評価する．

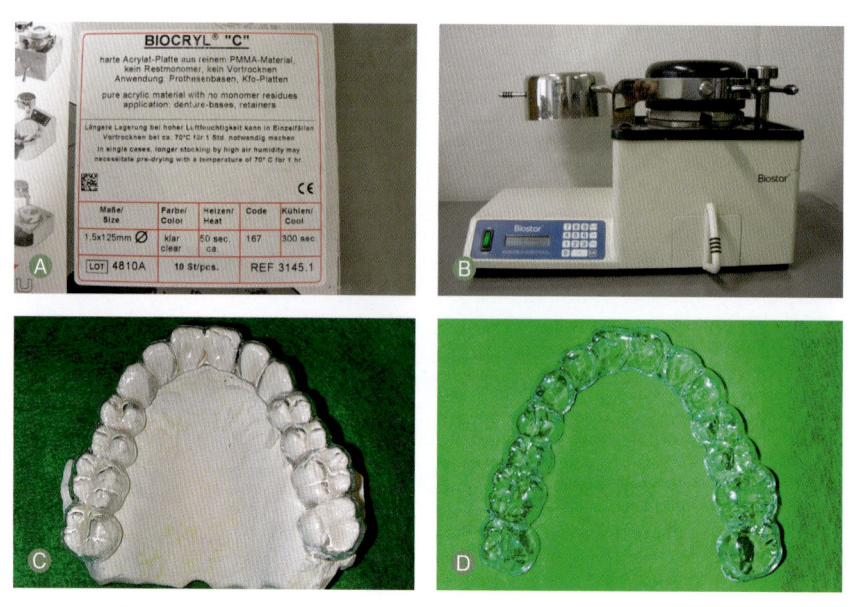

図5-14 Ⓐ：咀嚼時の咬合力評価用スプリントの作製材料である熱可塑性シート BIOCRYL® "C"（SCHEU DENTAL 社製）
Ⓑ：熱可塑性シート BIOCRYL® "C" を Biostar®（ロッキーマウンテンモリタ社製）によって作業用模型に圧接する．
Ⓒ：作業用模型に圧接した咀嚼時の咬合力評価用スプリント
Ⓓ：作業用模型から切り出し，トリミングした咀嚼時の咬合力評価用スプリント

表5-2 スプリントを使用した咀嚼時の咬合力の評価基準

指標	強さの程度	スプリントに引き起こされる現象
M-1	弱い	2週間使用後，スプリントに異常がみられない
M-2	中程度	2週間使用後，スプリントにわずかなひびがみられる
M-3	強い	1～2週間でスプリントが破折
M-4	かなり強い	1週間以内でスプリントが破折

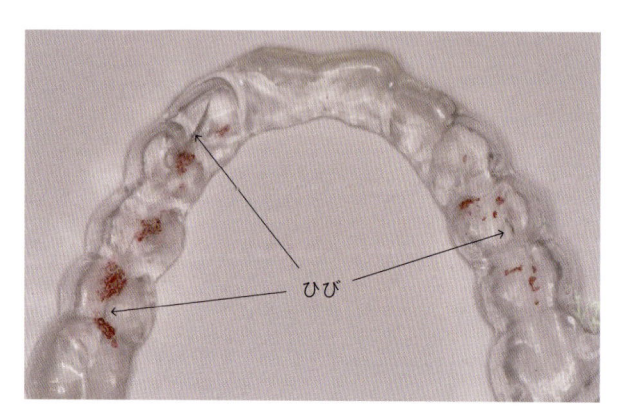

図5-15 M-2（咀嚼力が中程度）と評価した咀嚼時の咬合力評価用スプリント．2週間使用後，スプリントにわずかなひびがみられた．

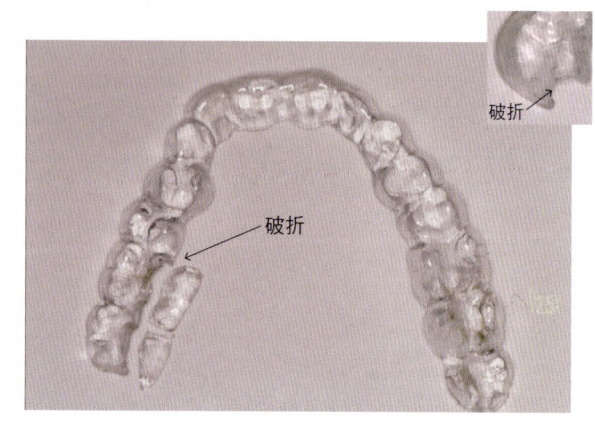

図5-16 M-3（大きな写真），M-4（小さな写真）と評価した咀嚼時の咬合力評価用スプリント．破折の状態は写真のようであった．

図5-17 咀嚼時の咬合力評価用スプリントを装着した状態
スプリントは全体の適合状態が均一であること，前歯部唇側と臼歯部舌側を極力薄くつくり装着時の違和感を取り除くことなど，調整時のポイントはしっかりおさえておきたい．

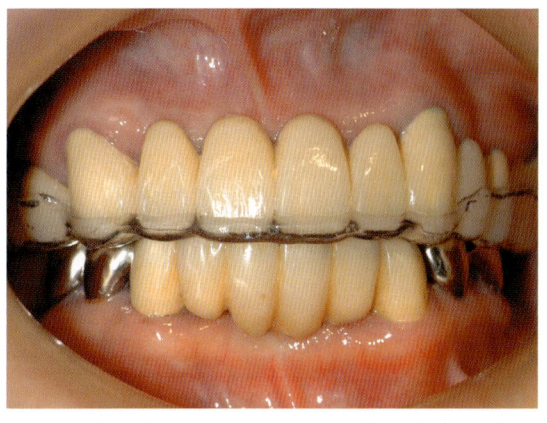

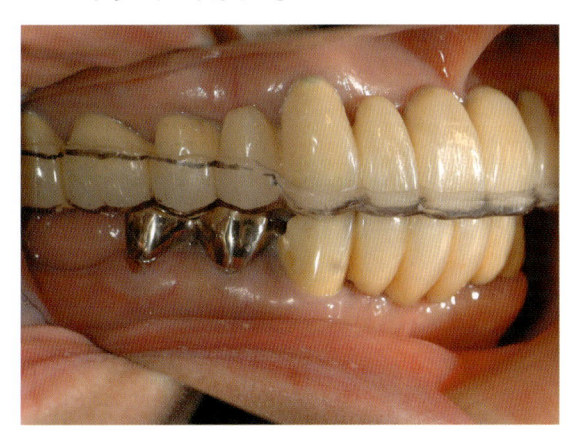

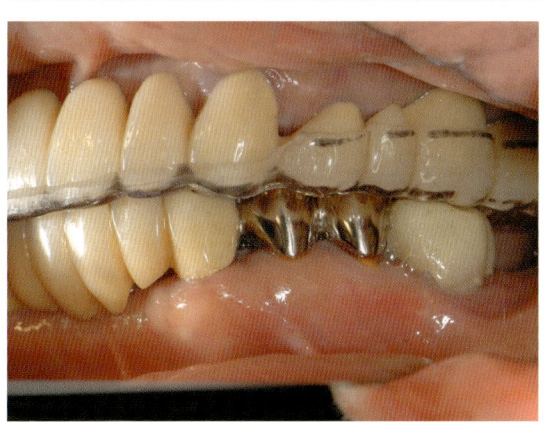

3 咀嚼時の咬合力評価用スプリントの製作法

1―材料特性

材料：BIOCRYL® "C"（SCHEU DENTAL 社製）

特性条件：

① 適度な硬さである（強い咀嚼時の咬合力で割れる）こと．
② 単一の材質で製作できること．
③ 安価で簡便かつ多数の患者に使用できること．
④ 患者の普段の生活のなかで咀嚼時の咬合力を評価できること．
⑤ 術者はもとより患者自身が咀嚼時の咬合力をモニタリングできること．

2―スプリント完成時の調整ポイント（図5-17）

① 装着時の違和感をできるだけ少なくするため，前歯部の唇側と臼歯部の舌側を極力薄くつくる．
② 患者の咬合状態を確認し，ほぼ同様の咬合接触状態をスプリント上に再現する．
③ 食事のときに外れず，かつ患者自身で着脱が容易にできるように調整する．
④ 臼歯部の厚さが0.5 mmより薄くならないようにする．薄くなった場合は前歯部に必要最小限のレジンを盛り咬合接触させる．

⑤ スプリントの左右の適合状態が同様となるように調整する．

3―技工サイドで行うこと

① 上顎のスプリント製作用模型をつくる．使用石膏は硬石膏が好ましい．
　印象は下顎用のトレーで採得し，石膏は歯列の部分にのみ盛る．
② 模型完成後，基底部に臼歯部が高く，前歯部が低くなるように普通石膏を盛る．
③ バキュームフォーマーで通法どおりBIOCRYL® "C"（SCHEU DENTAL社製）を使用してスプリントを製作する．
④ スプリント模型完成後，最大豊隆部より若干歯頸部寄りの部分に線を引く．
⑤ 模型よりスプリントを切り出す．
⑥ スプリントを模型から外したあと，適合がきついようであれば内面を少し削ってゆるくする．

4―チェアーサイドで行うこと

① 口腔内で試適
　口腔内で試適し，きつくて入らないようであればスプリントの裏側からみてアンダーカットのある部分を確認し，口蓋側を削って調整する．
② 口蓋側の形態修正
　スプリントの口蓋側をナイフエッジに仕上げる．そうすることによって違和感の軽減とともにスプリントも適度なゆるさとなる．
③ 着脱時の調整
　適合がきついようであればスプリントの裏側からみてアンダーカットのある部分を確認して口蓋側を削る．ゆるすぎた場合は，レジンを筆積み法でスプリントの臼歯部頰側歯間部に盛り，口腔内に再度試適して硬化させる．
④ 咬合面の調整
　患者の咬合状態を確認したあと，スプリントを口腔内に試適し咬合調整を行う．軽く噛んだ状態でできるだけ現在の咬合状態をスプリント上に付与する．ただ臼歯部の厚さが0.3 mm以下であれば前歯部咬合面にレジンを盛って咬合させる．
⑤ 研磨
　ビックシリコンポイントで全体を研磨する．
⑥ スプリント着脱の練習
　スプリントの左右側第一小臼歯部の頰側に人差し指をひっかけ，左右に揺するようにして外す．ただし，左右均等に外さないと正中部から割れることがある．その要領を患者に習得してもらうため，鏡を持たせ術者が一度外すところを確認させるとよい．
　スプリントを外したあと，口腔内への装着状態を確認させる．
⑦ 咬合状態の印記
　再度，口腔内にスプリントを戻し，咬合紙で咬合状態を印記する．
⑧ 使用法の説明
　上記のようなプロセスで咀嚼時の咬合力評価用スプリントが完成したら，患者に次項

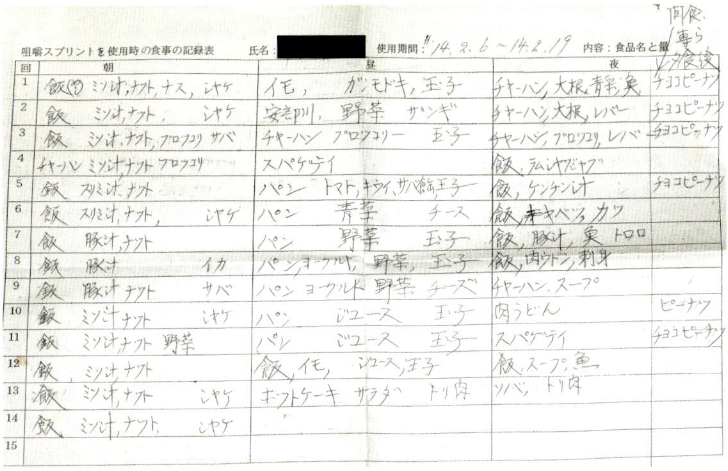

図5-18 2週間の食事記録の例

のような使用法を説明する．

5―使用法と食事記録

患者には以後，2週間のすべての咀嚼時（食事時，間食も含める）にスプリントを装着してもらう．その際，普段の食べ方で食事をすることと，そのときの食事内容と量も記録してもらう（**図5-18**）．もし2週間のうちのどこかでスプリントが破折し使用不能になったら，その時点で使用を中止させる．

4 強い力で噛むのは硬い物が好きだから？[5)]

1―食事内容の分析と結果

一般に，物を食べるときに強い力で噛む人は，硬い食物への嗜好が強いからだとされている．むろんつぶさに調べたわけではないのに，はなからそう思っている（あるいは思い込んでいる）だけである．もしかすると口にした物を強い力で噛むのは食物の嗜好の問題ではなく，噛む当人の**強い噛み方へのこだわり**によるのかもしれない，と考えることもできたのである．そこでこの問題を検証するため，咀嚼時の咬合力の評価をした267人のうち弱いM-1の46人とかなり強いM-4の44人を選択し，それぞれ食事内容の分析を行った．

食事内容の分析は，まず患者に朝・昼・夜の食事内容を記録させた（**図5-19**）．次いで硬い物，噛み切りづらい物，軟らかい物などに分け，それぞれにポイントを与えた．そのうえで，M-1の46人の食事内容とM-4の44人の食事内容を比較検討し，分析を行った．その結果は**表5-3～6**に示すとおりである．

2―結　果

食事内容を分析し比較検討した結果，咀嚼時の咬合力が強い人は噛みごたえのある食物を好む傾向にあるが，軟らかい食べ物を好む人のなかにも咀嚼時の咬合力が強い人も少なくない．また，咀嚼時の咬合力が弱い人でも噛みごたえのある食物を好む人もいる．

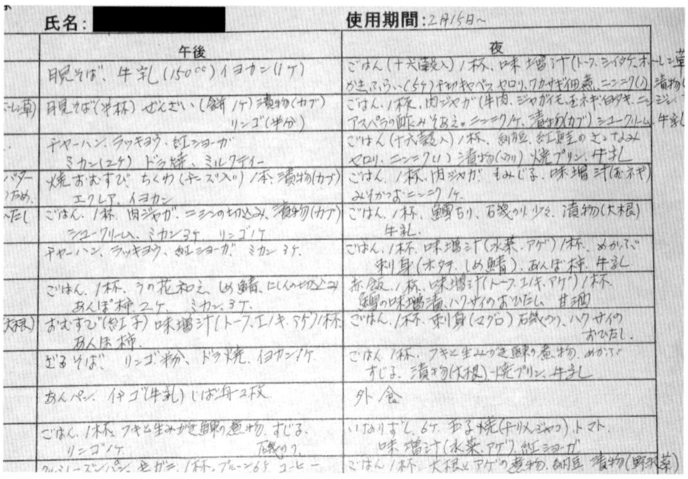

図 5-19 咀嚼時の咬合力評価用スプリント装着時に食べた物の記録

表 5-3 当院の咀嚼時の咬合力を評価した患者の割合（n=267）

評価指標	人数（人）	割合（%）
M-1	46	17.2
M-2	79	29.6
M-3	98	36.7
M-4	44	16.5

表 5-4 食事内容の調査を行った被験者（M-1 群と M-4 群）
咀嚼時の咬合力評価用スプリントを使用したときに食べた物の内容を記録させ，咀嚼時の咬合力が最も弱いグループ M-1 と最も強いグループ M-4 の食べた物の内容に差があるのか分析を行った．

M-1	46 人
M-4	44 人

一概に決めつけられないのだ．これらのことから，食物の性状（軟らかい，硬い，噛み切りづらい，など）と咀嚼時の咬合力との間に正の相関があるとは断定できないと思われる．

3―結 論

　咀嚼時の咬合力の強さは，食物の性状（軟らかい，硬い，噛み切りづらい，など）によるのではなく，物を食べるときの噛み方によると思われる．これは咀嚼時の強い咬合力が，果たして食べ物に由来するのかを実際に調べてみてはじめてわかったことである．
　このようにして，睡眠時のブラキシズムもしくは覚醒時のブラキシズム以外の何らかの"力"が関与することで好ましくない事象が引き起こされている患者への臨床対応では，咀嚼時の咬合力のコントロールが重要ということに結論づけられる．

表5-5　スープや味噌汁など噛む力が小さいか噛む必要のない物から，乾物，酢だこ，あわび，つぶ貝などの硬くて噛み切りづらい物まで食べ物を分類し，1品目食べるごとに1ポイントを加算する．また主食のうちよく噛む必要があるパンからご飯，ラーメンなどの麺類の順に噛む必要が少ないものまでを分類し，1品目食べるごとに1ポイントを加算する．副食に関しては肉類（原型をとどめているもの）をよく噛む必要のあるもの，魚類（焼き魚，煮魚）を噛む必要が少ないものとして1ポイントを加算する．合計ポイントを食べた日数と回数で割って各人のポイントを算出する．食物を軟らかい物から噛み切りづらい物までに分け，それぞれにポイントを与えた．

スープ類
スープ，味噌汁など

軟らかい物
雑炊，おじや，もち，豆腐類，卵類，ひき肉類，温野菜，ヨーグルト，ケーキ，プリン，バナナ，みかん，メロン，いちご　など

硬い物
生野菜，小魚（骨ごと），ナッツ類，せんべい類，りんご，なし　など

噛み切りづらい物
たくあん，漬物類，おひたし，きんぴらごぼう，イカ類，たこ類（酢だこを除く）など

硬くて噛み切りづらい物
乾物，酢だこ，あわび，つぶ貝　など

1品目食べるごとに1ポイント加算
噛む力：小さい
噛む必要：ない
↓
噛む力：大きい
噛む必要：あり

主食
パン
ご飯
麺類（ラーメン，そば，うどん）

1品目食べるごとに1ポイント加算
よく噛む必要あり
↓
噛む必要が少ない

副食
肉類（原型をとどめているもの）
魚類（焼き魚，煮魚）

よく噛む必要あり
↓
噛む必要が少ない

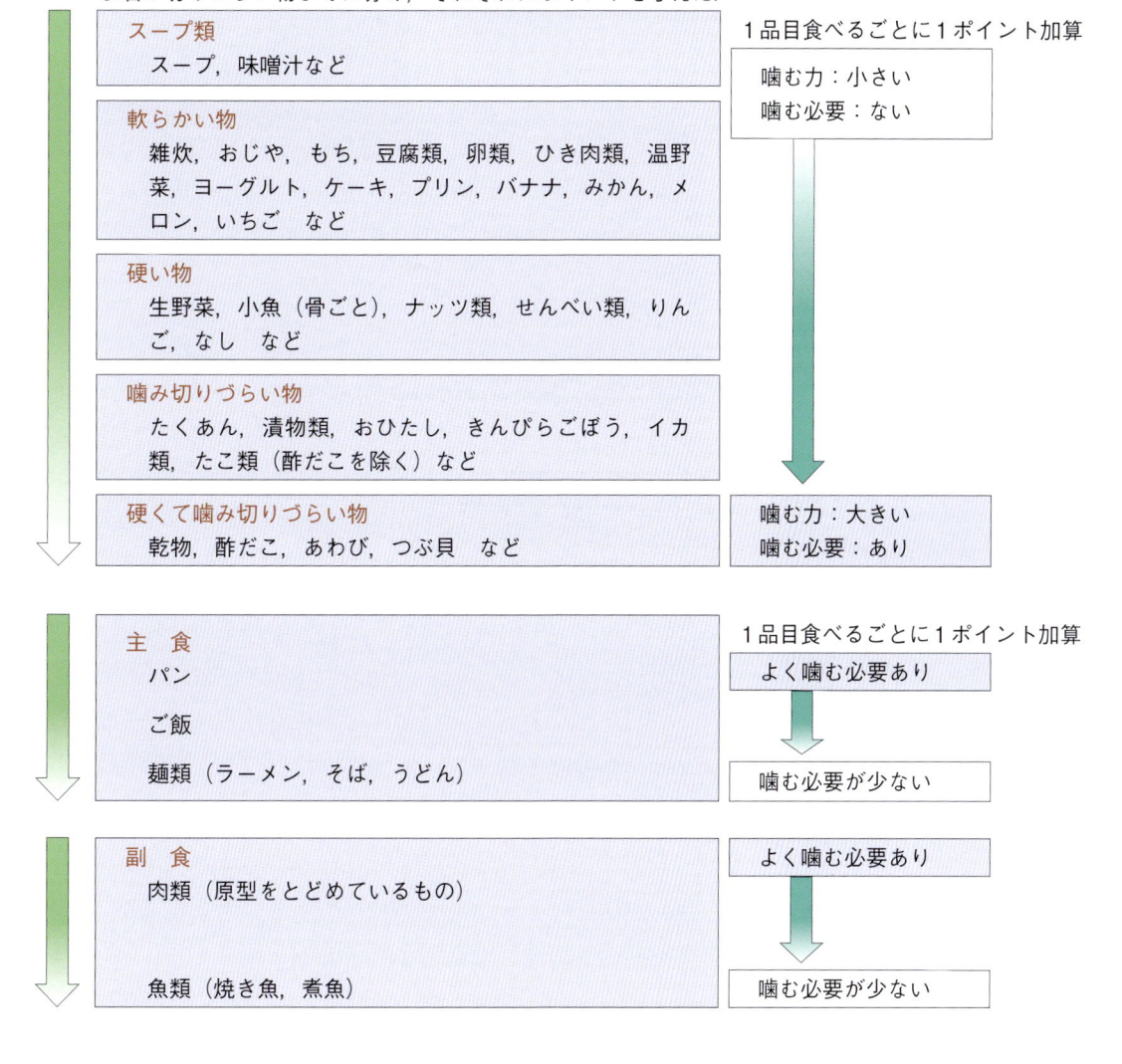

表5-6　食事内容の分析結果．噛む力の弱いM-1の群（46人）と噛む力の強いM-4の群（44人）との間には食べ物の性状による有意差はなかった．

	M-1＝46人	M-4＝44人
スープ類	1.044	0.964
軟らかい物	3.010	2.915
硬い物	0.879（44人）	1.082（41人）
噛み切りづらい物	1.077（45人）	1.178（38人）
硬い噛み切りづらい物	0.023（8人）	0.133（7人）

（　）内は食べた人数

パン	0.609	0.560
ご飯	1.593	1.608
麺類	0.484	0.386

肉（原型）	0.682	0.765
魚（焼，煮）	0.753	0.882

1日あたり食べるポイント数

表 5-7　咀嚼時の咬合力の臨床評価

・問　診
・口腔内観察
・複製義歯を用いる方法
・咀嚼時の咬合力評価用スプリントによる方法

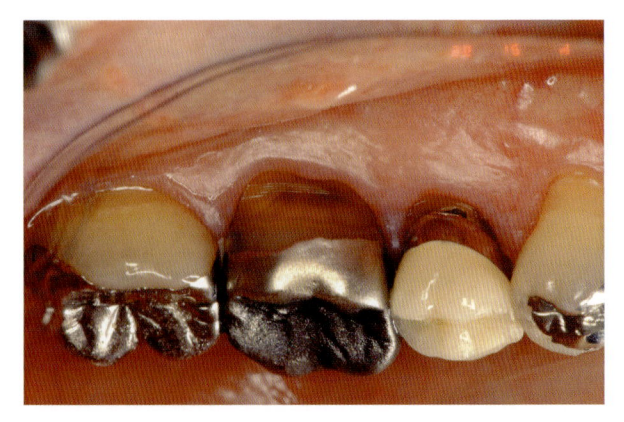

図 5-20　大臼歯の咬合面は点状に「ブツブツ」の状態になっており，口蓋側歯頸部にはくさび状欠損が認められる．

5　咀嚼時の咬合力のコントロール[4]

1―「コントロール」の実際

　臨床対応として患者に咀嚼時の咬合力のコントロールを行うにあたっては，まず咀嚼時の咬合力の評価を，問診と口腔内観察，および複製義歯を用いる方法もしくは咀嚼時の咬合力評価用スプリントを用いる方法で行う（**表 5-7**）．問診では冠脱落などのトラブルが咀嚼時に起こったかどうかなどを患者から聴取する．口腔内観察の最もわかりやすいポイントは，修復物の咬合面に点状の「ブツブツ」が観察できるかである．このブツブツが観察できるときは咀嚼時の咬合力の関与が疑われる（**図 5-20**）．

　咀嚼時の咬合力の評価により患者がM-1〜M-4のどのステージに該当するのかが判明したら，この評価に基づき咀嚼時の噛む力をコントロールすることが必要であることを，患者にていねいに説明し理解させることが大切である．この理解が不十分な場合には，次章で述べる"力"へのモチベーションが弱いものとなり，"力"のコントロールにとってきわめて大事な"持続"が危うくなる．なにしろ"力"を発揮する原因は患者の噛み方にあるのである．したがって咀嚼時の"力"のコントロールの実際は，次の「囲み記事」の①，②に示したように「噛み方」の指導をすることとなる．

> ① 使用した咀嚼時の咬合力評価用スプリントの破折状態から，食物を噛み切ったあとの上の歯が下の歯に当たるときに強い力が出ることを患者にていねいに説明する．また，食事内容と量は咀嚼時の咬合力の強い人も弱い人も，それほど差がないことを理解させる．
> ② 患者に食物を噛むときに1口ごとにどの程度の力で噛み切れるか確認させ，日常食べている食べ物ごとに最低限の噛み切れる強さを自己観察し覚えてもらう．また，噛み切りづらい物は，いっぺんに噛み切ろうとせず噛む回数を多くさせ，1回の噛む力を弱くさせる．

2—コントロール後の効果判定[4]

咀嚼時の咬合力のコントロールを行ったときは，術後の効果判定がきわめて重要である．効果判定法は①〜③の方法で行う．
① 複製義歯を利用する．
② 咀嚼時の咬合力評価用スプリントを使用する．
③ コントロール前後の臨床症状の変化を観察する．

以下にそれぞれについて詳しく述べてみよう．

① 複製義歯を利用する

咬合面にファセットレジン®（ジーシー社製）を使用して複製義歯を製作し，咀嚼時（**食事時，間食時も含む**）に使用させる．咀嚼時の咬合力のコントロール前後の咬合面のファセットの状態で効果判定を行う（**症例 5-1，5-2** 参照）．

② 咀嚼時の咬合力評価用スプリントを使用する

効果の判定は，咀嚼時の咬合力のコントロール後に再度，評価用スプリントを製作し使用させてコントロール前後の評価を比較する．

③ コントロール前後の臨床症状の変化を観察する

咀嚼時の咬合力のコントロール実施前後の臨床症状の評価によりコントロールの効果を判定する（**表 5-8**）．たとえば，コントロール前にはプロビジョナルレストレーションの破折や脱落，修復物の仮着セメントの溶解や脱落などが 10 日以内に起こっていたが，コントロール後では 2 カ月以上問題が起こらなかった．歯の動揺に関しても，コントロール前には動揺度が 1〜1.5 だったがコントロール後では生理的動揺度になった．

具体例をあげて説明すると（**症例 5-3**）．コントロール前には咀嚼時の咬合力は強い M-4 で連結冠が 10 日以内に脱落し，冠の中の仮着セメントも残存していなかった．コントロール後では咀嚼時の咬合力は強い M-2 まで減少し，3 カ月以上冠の脱落は起こらなかった．冠を外してみると冠の中の仮着セメントは残存していた．

表 5-8 咀嚼時の咬合力のコントロール前後の臨床症状評価

	コントロール前	コントロール後
プロビジョナルレストレーションの破折や脱落，修復物の仮着セメントの溶解や脱落	10 日以内に破折や脱落	2 カ月以上脱落なし
歯や修復物の動揺	動揺度　1〜1.5	生理的動揺

> **症例 5-3** プロビジョナルレストレーションの破折や脱落などが頻発する症例

下顎左側に3本の連結冠を製作し仮着していたが、頻繁に脱落を繰り返していた。"力"の影響と考え"力"の評価を行いその種類を特定した。評価の結果SBは弱くB-1で、咀嚼時の咬合力の評価は強いM-4であった。そこで咀嚼時の咬合力をコントロールしたところ、仮着していた連結冠は脱落しなくなった症例である。

患者：41歳，女性（1944年2月26日生）　　**初診**：1985年2月7日
主訴：8|のインレー脱離

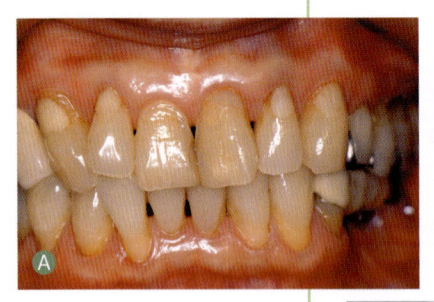

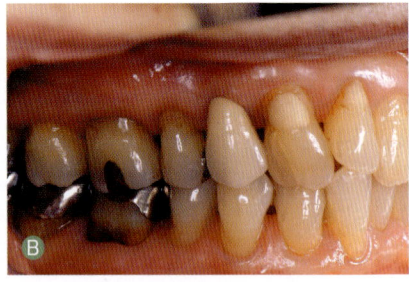

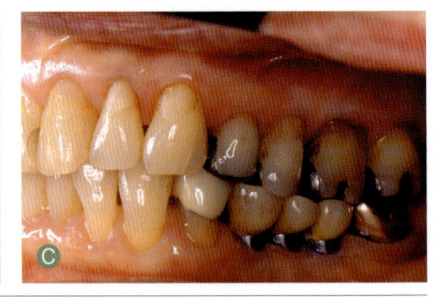

図5-21　Ⓐ：正面観．歯頸部にCRレジンの充填がされておりくさび状欠損がみられた，Ⓑ：右側の咬合状態，Ⓒ：左側の咬合状態と連結冠．

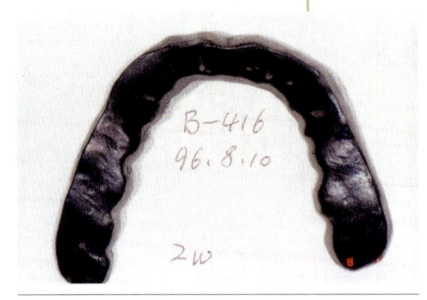

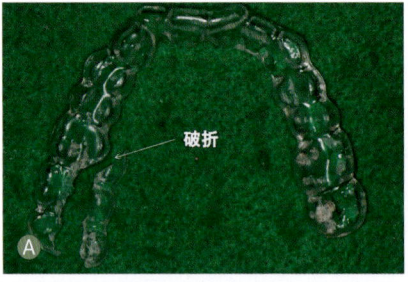

図5-22　SB評価の結果は弱いB-1であった．

図5-23　咀嚼時の咬合力のコントロール前に引き起こされた事象
Ⓐ：7日間で破折（M-4），Ⓑ：10日間で連結冠が脱落．冠の中の仮着セメントは溶解してなくなっていた．

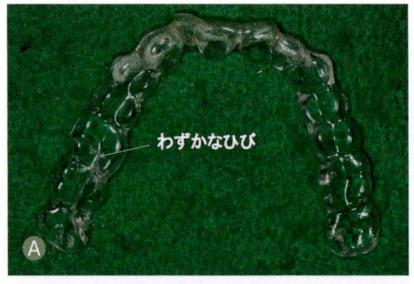

図5-24　咀嚼時の咬合力のコントロール実施後
Ⓐ：スプリントは2週間装着でわずかなひびを観察（M-2），Ⓑ：連結冠は3カ月間，脱落がみられなかった．冠を外すまで仮着セメントは溶解していなかった．

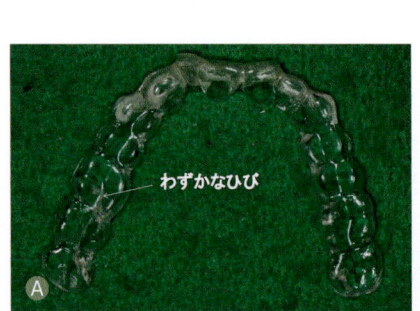

症例 5-4　下顎パーシャルデンチャーの鉤歯の動揺と咀嚼不全を訴える症例

　患者は下顎パーシャルデンチャーの鉤歯である4の動揺と咀嚼不全が主訴であった．エックス線写真から咬合性外傷の関与が推測されたが，歯周基本治療と義歯のリベースで動揺度も治まりエックス線写真でも改善がみられた．その後順調に経過していたが，4年後に4の動揺と歯根膜腔の拡大がみられた．"力"の関与を疑いSBの評価を行ったところ，弱いB-1であった．そこで3 4を固定し7にもレストを設けた義歯を製作したところ，4の歯槽硬線も観察できるようになり歯根膜腔も狭くなった．しかし，徐々に3 2 1 4 7に動揺と歯根膜腔の拡大がみられ，プロービングデプスの増加も認められた．

　SBはB-1と弱い反面，咀嚼時の咬合力は強くM-2とM-3の中間であった．そこで咀嚼時の咬合力のコントロール（この患者では50回噛みの指導）を行ったところ安定してきた．この患者は"力"の関与があり，"力"は咀嚼時の咬合力であった．

患者：52歳，女性（1935年生）　　**初診**：1987年10月
主訴：4の動揺．噛めない．　　　**診断**：中等度の慢性歯周炎

現症：（残存歯）　876　4321｜123456
　　　　　　　　　　　　321｜　34　7

　　　　（下顎義歯の鉤歯）　3｜4 7

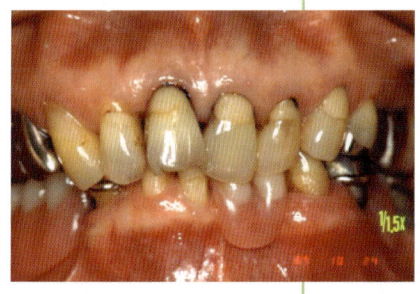

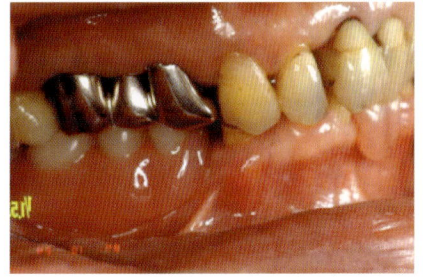

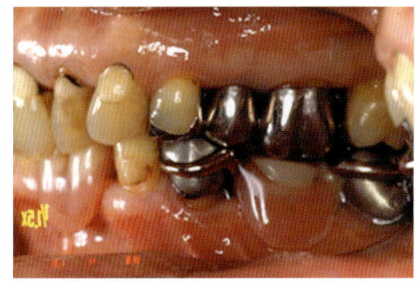

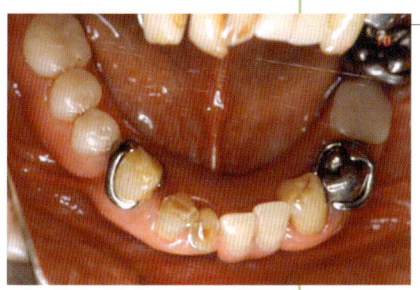

図5-25　初診時の口腔内写真．歯肉は比較的タイトで炎症はそれほどみられない．上顎の矯正および残存歯の固定，義歯の再製作を提案したが，患者の意向で歯周基本治療と義歯のリベースのみを行った．

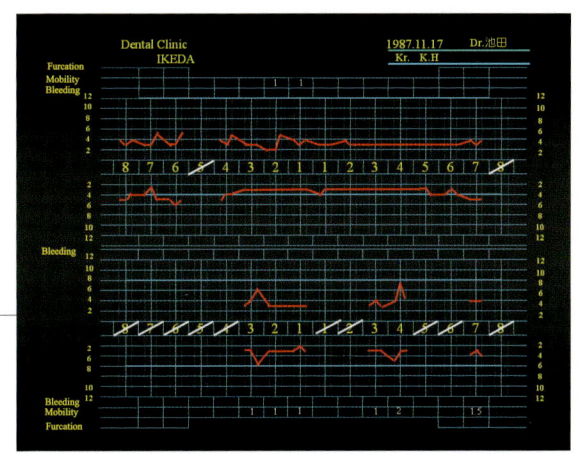

図5-26　初診時に近い時期のプロービングデプス．4のプロービングデプスは咬合性外傷のパターンである．

症例 5-4　下顎パーシャルデンチャーの鉤歯の動揺と咀嚼不全を訴える症例（つづき）

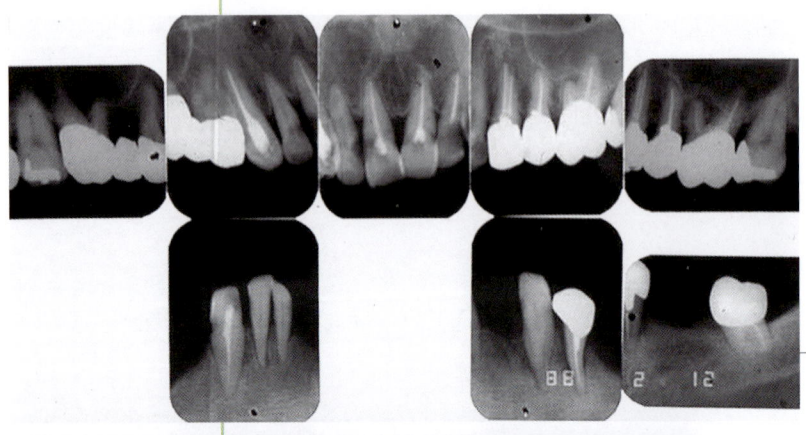

図 5-27　初診時のエックス線写真．4┐には骨縁下欠損が認められる．

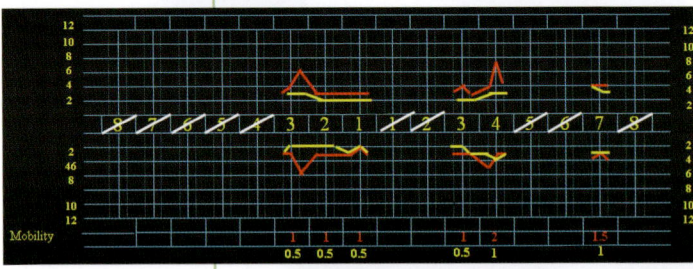

図 5-28　初診時と歯周基本治療後のプロービングデプスの比較．歯周基本治療のみでプロービングデプスと動揺度の改善がみられる．赤（1987）→黄（1990）．

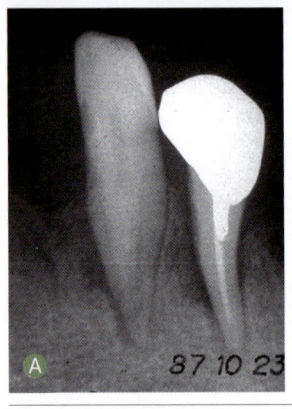

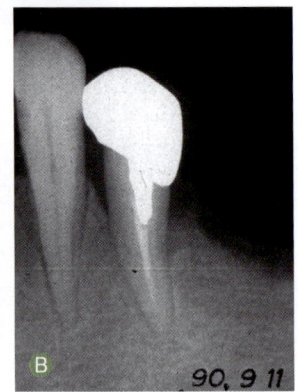

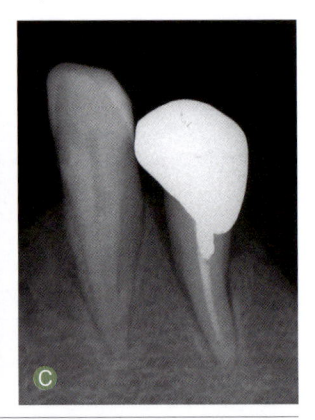

図 5-29　Ⓐ：3 4┐の初診時（1987.10.23），Ⓑ：歯周基本治療後（1990.9.11），Ⓒ：術後2年経過時（1992）
歯周基本治療直後の時期（1990）には著明な改善がみられたので，ある程度"力"の関与は認めつつもそれほど大きな影響はないと考えていた．しかしその2年後（C・1992），再び悪化し歯根膜腔の拡大がみられる．

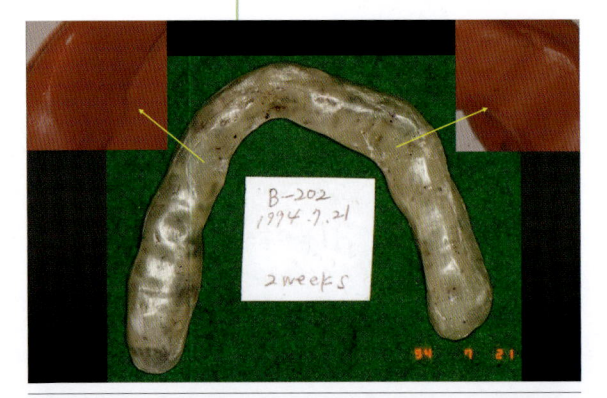

図 5-30　2週間使用したSB評価用スプリント（患者の希望でインクは除去してある）．SBは弱いB-1である（1994.7.21）．

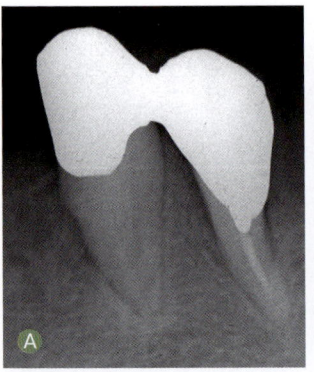

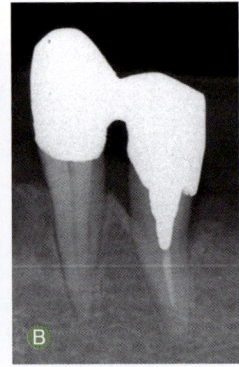

図 5-31　Ⓐ：3 4┐を固定し義歯も新たに製作した（1994），Ⓑ：10年後には徐々に歯槽硬線も観察でき歯根膜腔の拡大も治まってきた（2001）．

5 咀嚼時の過度の咬合力

症例 5-4 下顎パーシャルデンチャーの鉤歯の動揺と咀嚼不全を訴える症例（つづき）

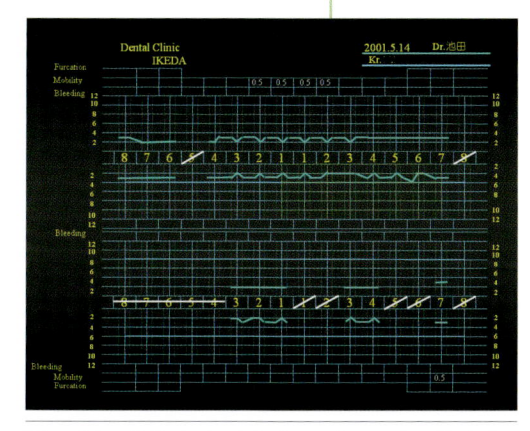

図 5-32 初診より 13 年後のプロービングデプス（2001.5.14）．安定している．

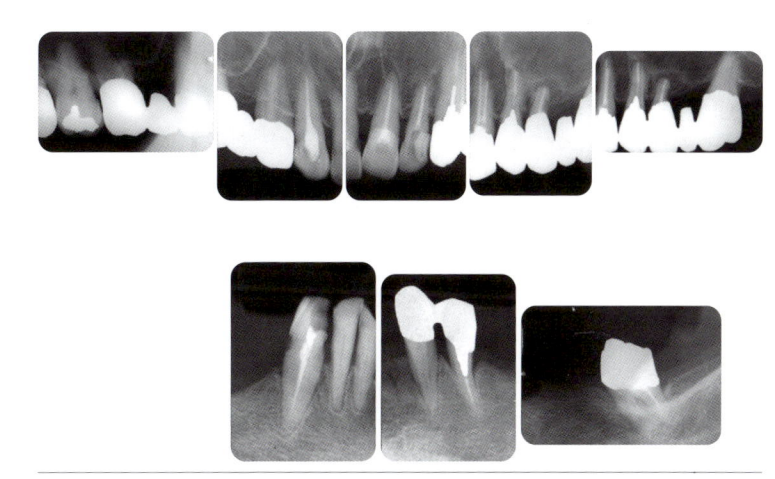

図 5-33 初診より約 14 年後のエックス線写真（2002.8.）．このころが最も安定していた．

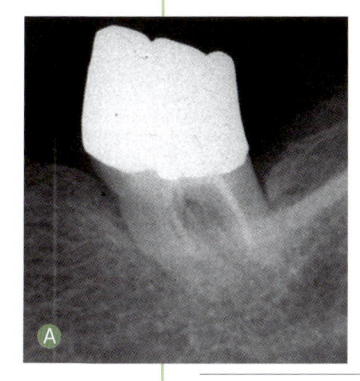

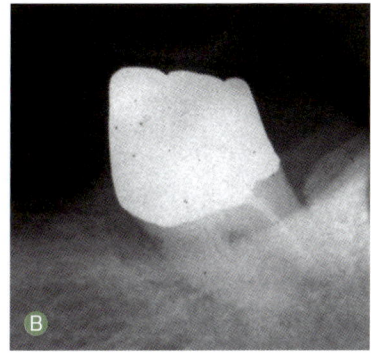

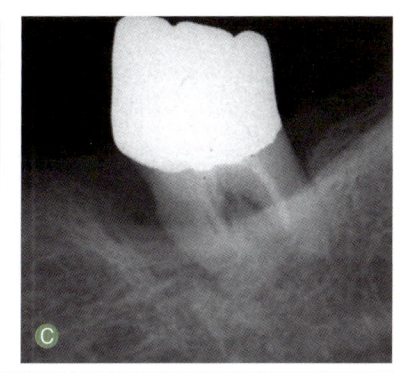

図 5-34 ⎿7 は SB が弱いにもかかわらず近心のプロービングデプスが深くなるとともに動揺度も増加した．
Ⓐ（2001）：プロービングデプス 3 mm，動揺 0.5 度，Ⓑ（2004）：プロービングデプス 7 mm，動揺 1 度，Ⓒ（2006）：プロービングデプス 9 mm，動揺 1.5 度．

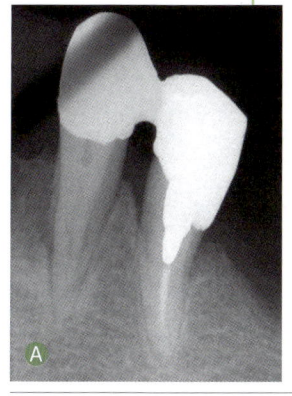

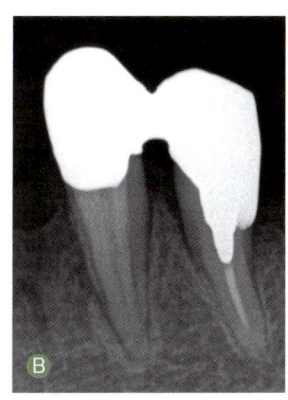

図 5-35 ⎿3 4 も SB が弱いにもかかわらず動揺度が増えている．Ⓐ（2004）：生理的動揺の範囲内，Ⓑ（2008.2）：動揺 0.5 度．

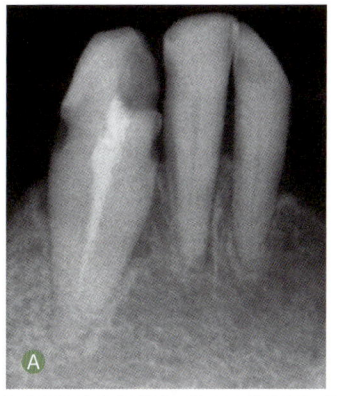

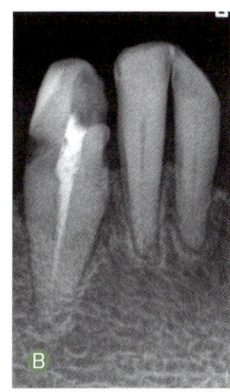

図 5-36 ⎿3 2 1 も SB が弱いにもかかわらず動揺とプロービングデプスが深くなっていった．
⎿3 のプロービングデプスは 2004 年には近心 3 mm であった（Ⓐ）が，2008 年 2 月には 5 mm に増加した（Ⓑ）．
動揺度は⎿3 2 1 とも 2004 年は生理的動揺の範囲であったが，4 年後には動揺は 1 度に増加した．

71

症例 5-4 下顎パーシャルデンチャーの鉤歯の動揺と咀嚼不全を訴える症例（つづき）

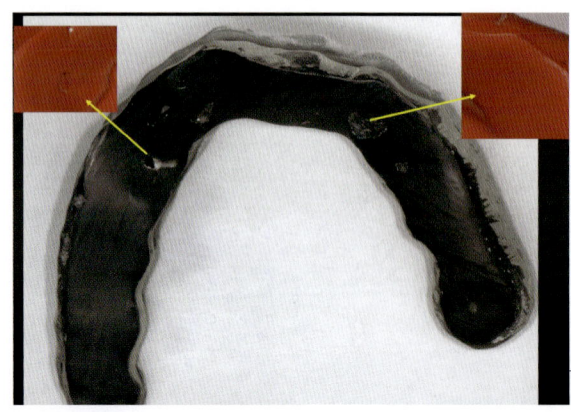

図 5-37 SB は弱い B-1 である．

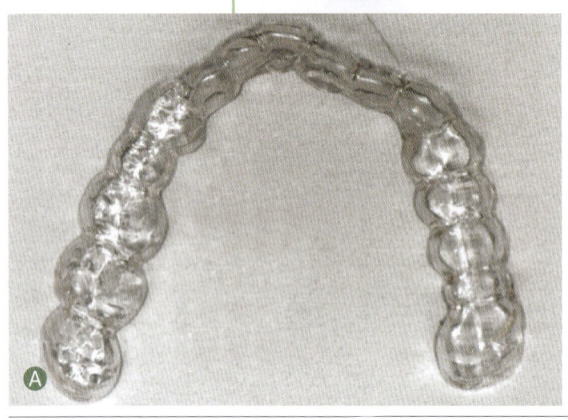

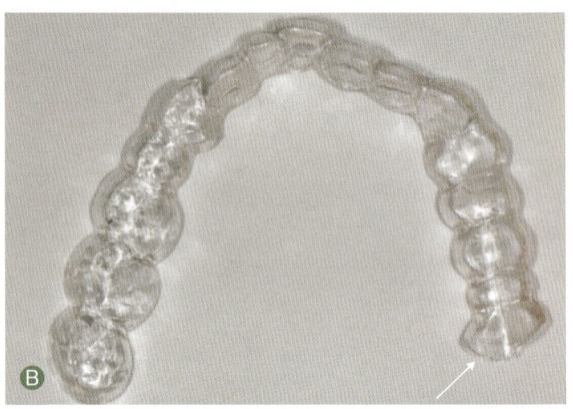

図 5-38 咀嚼時の咬合力のコントロール後の評価（2005.3.～5.）．下顎の歯の悪化は咀嚼時の咬合力が強いためではないかと推測し，咀嚼時（食事時，間食時も含む）に咬合力評価用スプリントを使用して咬合力の評価を行った．咀嚼力は強く M-2 と M-3 の中間であった．M-1 もしくは M-2 まで減衰させるべく咀嚼時の咬合力のコントロールを行ったが，なかなか改善しなかった．そこで方針を変え，上下の歯を強く当てないよう 50 回以上咀嚼すること（50 回噛み）を指導したところ改善が認められた．Ⓐ：15 日間ほとんど劣化せず，Ⓑ：53 日目に破折（矢印）．

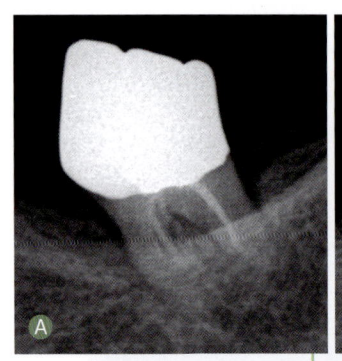

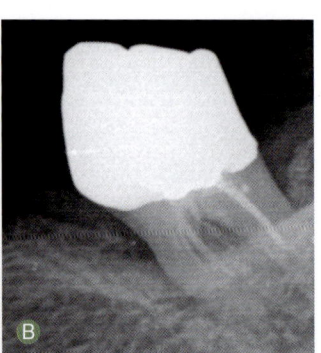

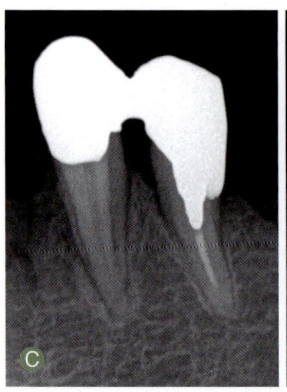

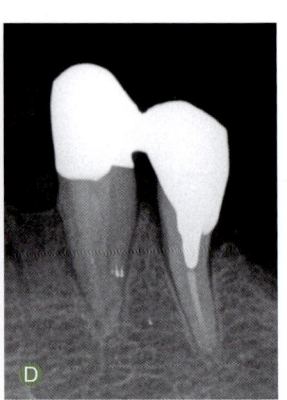

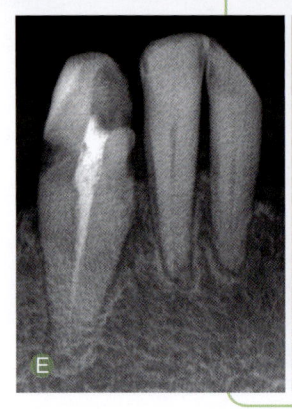

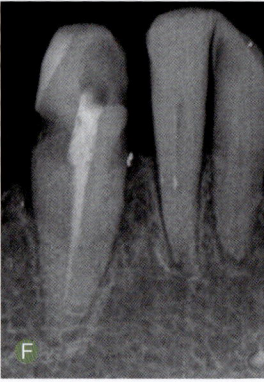

図 5-39 SB と咀嚼時の咬合力のコントロールを行ってもなかなか改善しないので，上下の歯を強く当てないよう 50 回以上咀嚼すること（50 回噛み）を指導したところ改善が認められた．2008.2. と 2009.6. の比較．Ⓐ，Ⓑ：7̄（動揺は 2 度から 0.5 度に），Ⓒ，Ⓓ：3̄4̄（動揺は 0.5 度から生理的動揺に），Ⓔ，Ⓕ：3̄2̄1̄（動揺は 1 度から 0.5 度もしくは生理的動揺に，3̄近心のプロービングデプスは 5 mm から 3 mm に）．

5 咀嚼時の過度の咬合力

症例 5-4 下顎パーシャルデンチャーの鉤歯の動揺と咀嚼不全を訴える症例（つづき）

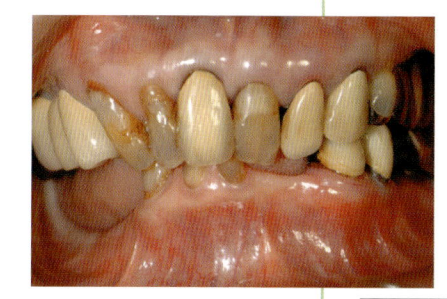

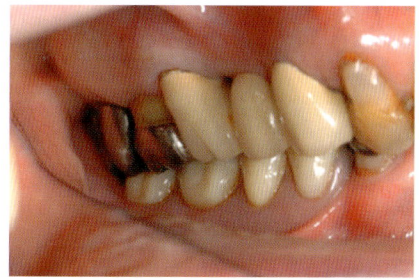

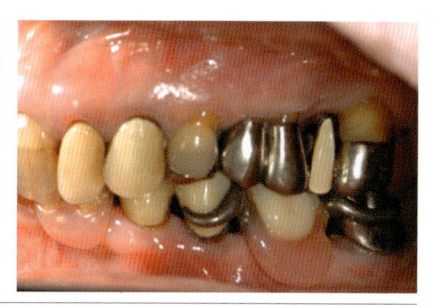

図 5-40 メインテナンス中の口腔内写真．炎症と"力"のコントロールが行われていて安定している（2008.11）．

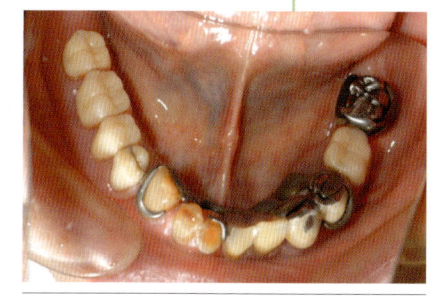

図 5-41 下顎も安定している（2008.11）． 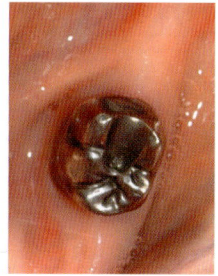 ｜6 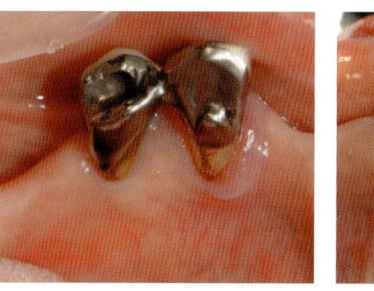　　　3 4 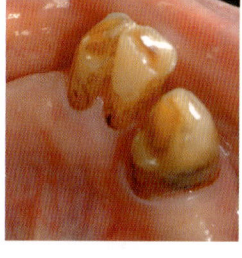　　　3 2 1｜

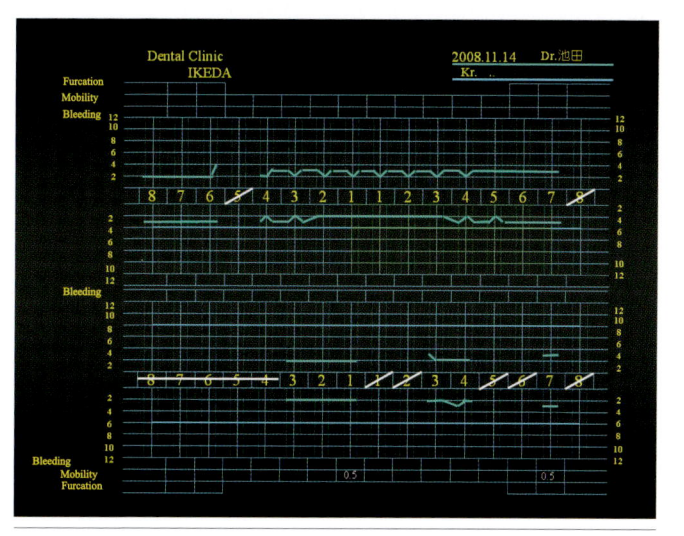

図 5-42 初診から 21 年後．メインテナンス中のプロービングデプス．コントロールされていて良好である．

症例 5-5　SBと咀嚼時の咬合力が複合した症例

　年齢の割に歯周病が進行している．高度に進行させている要因として"力"を推測した．まずSBの評価を行ったところ，B-2強であった．そこで自己暗示法を実施し，かなりのところまでSBを減少させることができた．

　下顎はフルアーチのブリッジで修復したが，比較的短期間のうちに前歯部で破折した．破折の原因としては，SBによる"力"は自己暗示法の実施により減衰しているので，SB以外の"力"が関与していると考えられた．そこで咀嚼時の咬合力の関与を疑いその評価を行った．その結果，咀嚼時の咬合力が強いM-3であることが判明した．

　咀嚼時の咬合力のコントロールを行い，現在良好に経過している．この症例の場合の"力"は，SBと咀嚼時の咬合力のコンプレックス・ファクター（複合要因）といえよう．

患者：51歳，男性（1942年生）　　**初診**：1993年8月
主訴：上顎前歯が浮いた感じ，歯肉退縮
診断：重度の慢性歯周炎（"力"の影響が大！　喫煙1日40本）

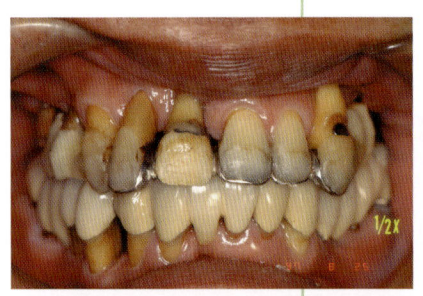

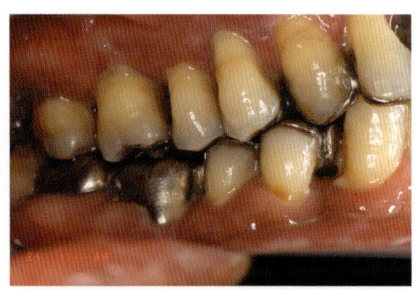

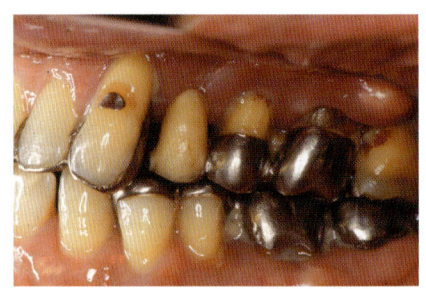

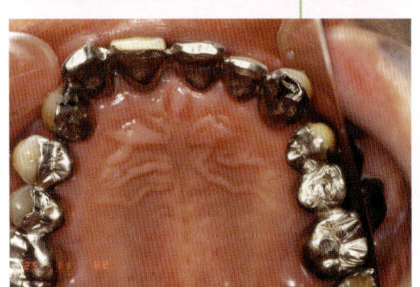

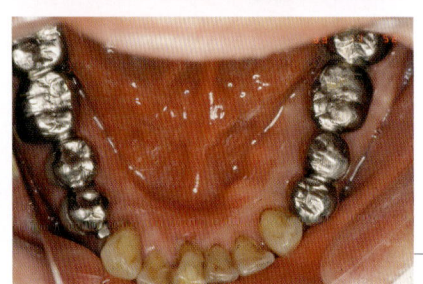

図5-43　初診時の口腔内写真（1993.11.）

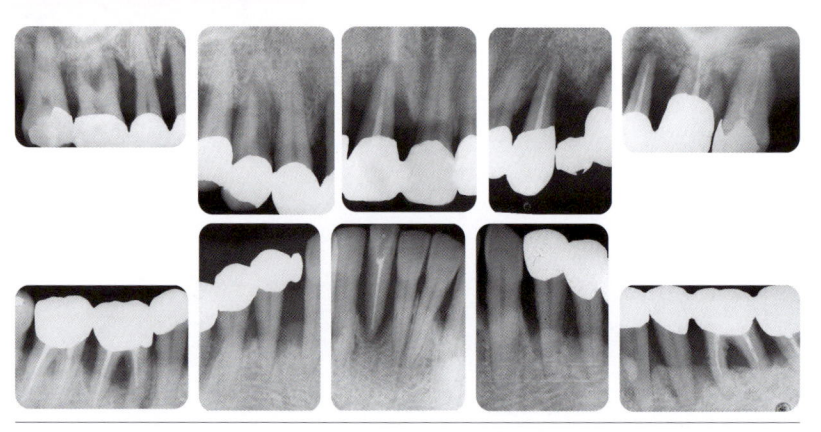

図5-44　初診時のエックス線写真（1993.10.）　高度の骨吸収が認められる．

5 咀嚼時の過度の咬合力

症例 5-5　SB と咀嚼時の咬合力が複合した症例（つづき）

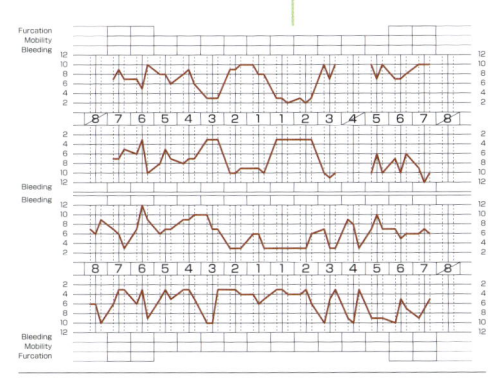

図 5-45　初診時のプロービングデプス（1993.12.）全体的に深い.

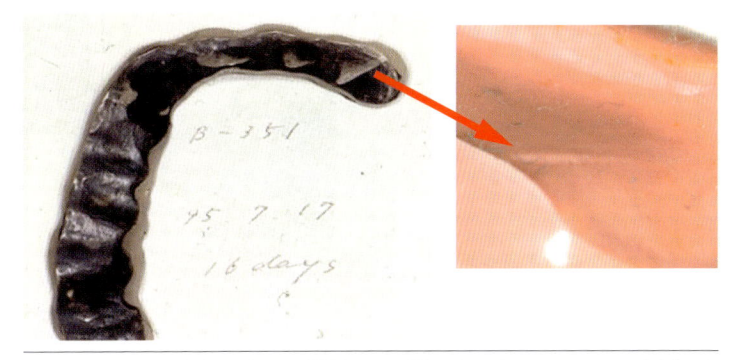

図 5-46　SB の評価を行った結果，B-2 強であった．しかしこの症例のように"力"を受け止める歯周組織が弱体化していれば，その影響が相対的に大きくなることは避けられない．矢印で示したのは SB 評価用スプリント上に刻印されたファセットの精密印象である．

現　症	治療方針	仮の治療計画
・患者は仕事が多忙 ・I. P. は成功しそう?? 1. 歯周組織の破壊程度は？ 　→ 年齢の割に大きい 2. 炎症状態は？ 　→ 浮腫性 ＋ 線維性 3. 咬合性因子は？ 関与の度合は？ 　→ 炎症性因子に加えて咬合因子も大きく関与している． 炎症 ≪ 咬合 → そうかもしれない	・破壊は年齢の割に大きい． ・炎症因子とともに咬合因子が大きいので炎症への対応は，歯周基本治療＋歯周外科治療． ・咬合因子への対応は，受け止める側の強化としてクロスアーチの固定を行う． ・"力"の評価とコントロールも必要． ・禁煙も必要か？	1. モチベーション 2. 歯周基本治療＋歯周外科 3. 上下顎のフルブリッジ 4. "力"のコントロール 5. 禁煙 ＊ 7⏌, ⌊67, 71⏌, ⌊5 は予後不良のため抜歯予定

図 5-47　本症例の現症・治療方針・仮の治療計画
歯周組織の破壊が年齢の割に大きい症例では，破壊の因子を探り出すことは治療方針・計画を立案するうえでも治療・メインテナンスを行ううえでもきわめて重要である．

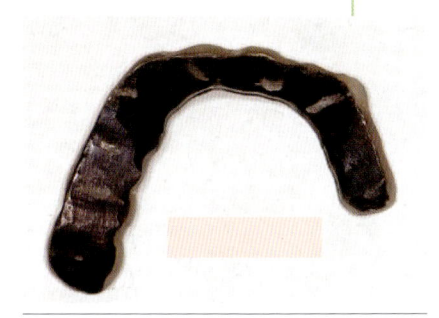

図 5-48　自己暗示後のオクルーザルスプリントによる SB の評価．弱い B-1．（1995.12.12）

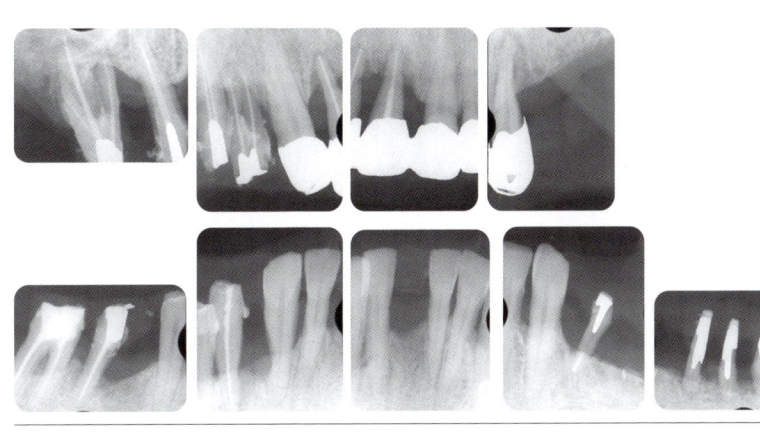

図 5-49　下顎ブリッジ装着前のエックス線写真（1996.7.）

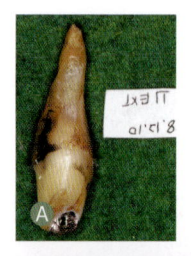

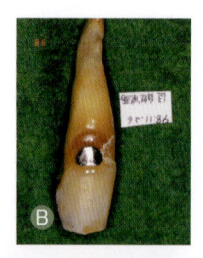

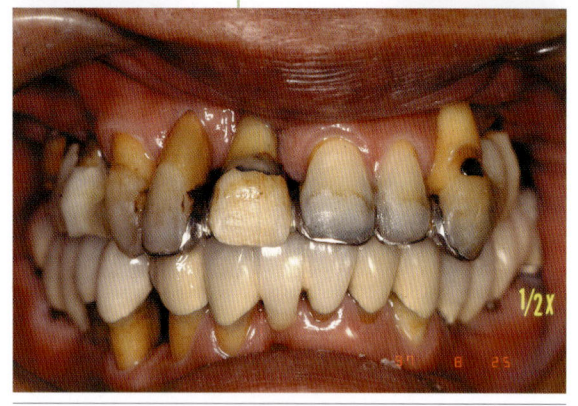

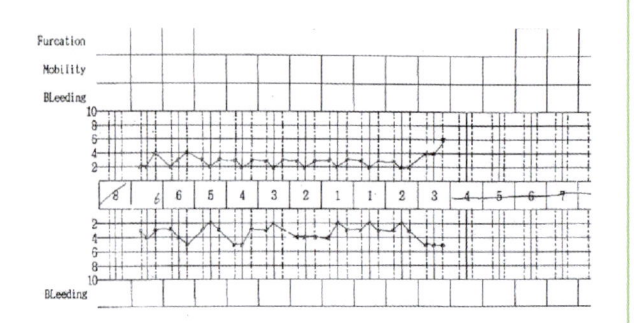

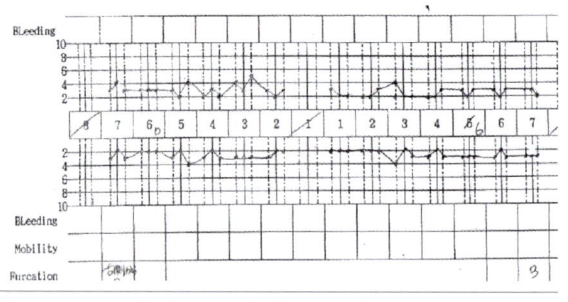

症例 5-5　SBと咀嚼時の咬合力が複合した症例（つづき）

図 5-50　下顎ブリッジ装着後の口腔内写真（1997.8.）
Ⓐ：1̲抜歯（1998.12.），Ⓑ：3̲自然脱落（1998.11.）

図 5-51　下顎ブリッジ装着後のプロービングデプス（1998.2.）

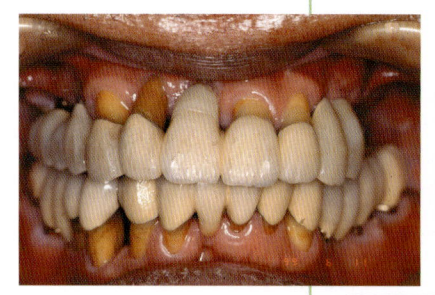

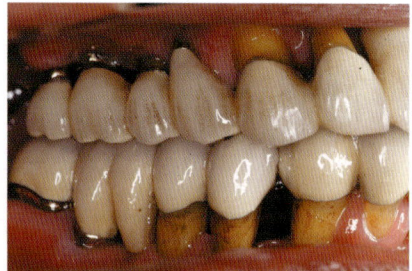

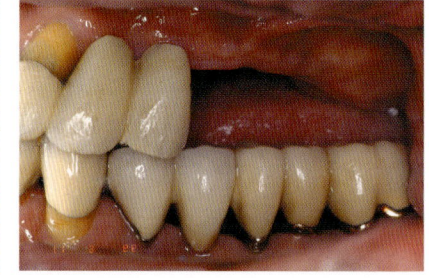

図 5-52　上顎ブリッジ装着後1カ月の口腔内写真（1999.6.）

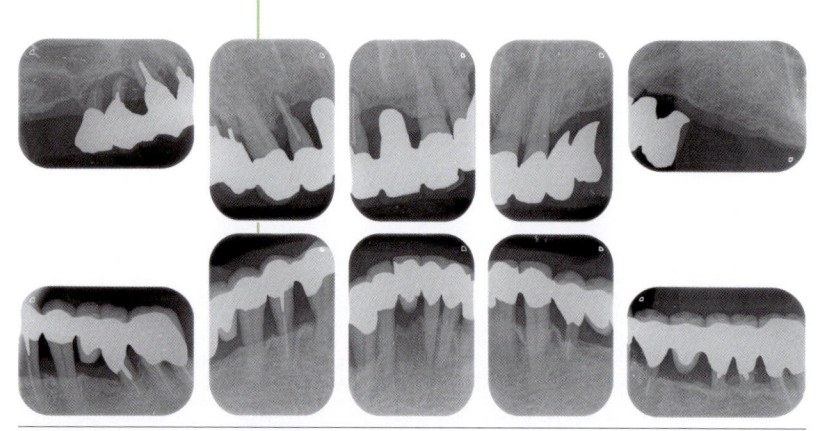

図 5-53　上顎ブリッジ装着後1カ月のエックス線写真（1999.6.）

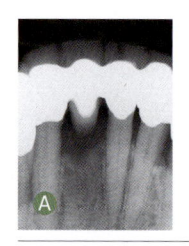

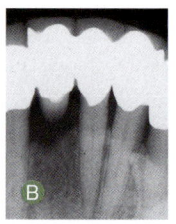

図 5-54　下顎ブリッジが破折（2000.7.）（下顎ブリッジは装着3年半後）．
Ⓐ：下顎ブリッジ破折前，Ⓑ：下顎ブリッジ修復後．

5 咀嚼時の過度の咬合力

症例 5-5 SB と咀嚼時の咬合力が複合した症例（つづき）

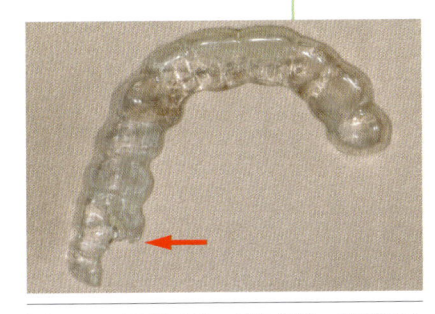

図 5-55 下顎ブリッジ修復後，咀嚼時の咬合力評価用スプリントで咀嚼力の評価を行ったところ，スプリントは 8 日で破折した（矢印）．評価は強い M-3 であった．

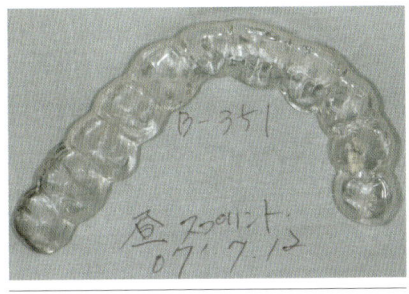

図 5-56 昼のブラキシズムの評価を昼間ブラキシズム評価用スプリントを用いて行った．80 日間使用したが弱い B-1 であった．

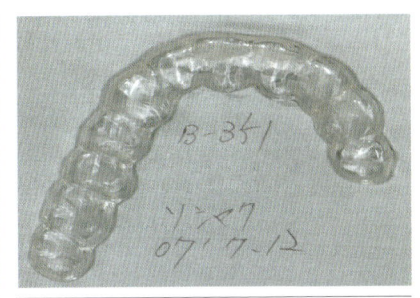

図 5-57 咀嚼時の咬合力のコントロールを行い，強い M-3 から弱い M-1 へと落ち着いた．評価用スプリントを用いて現在の咀嚼時の咬合力の評価を行ったところ，2 週間使用で弱い M-1 が継続している．

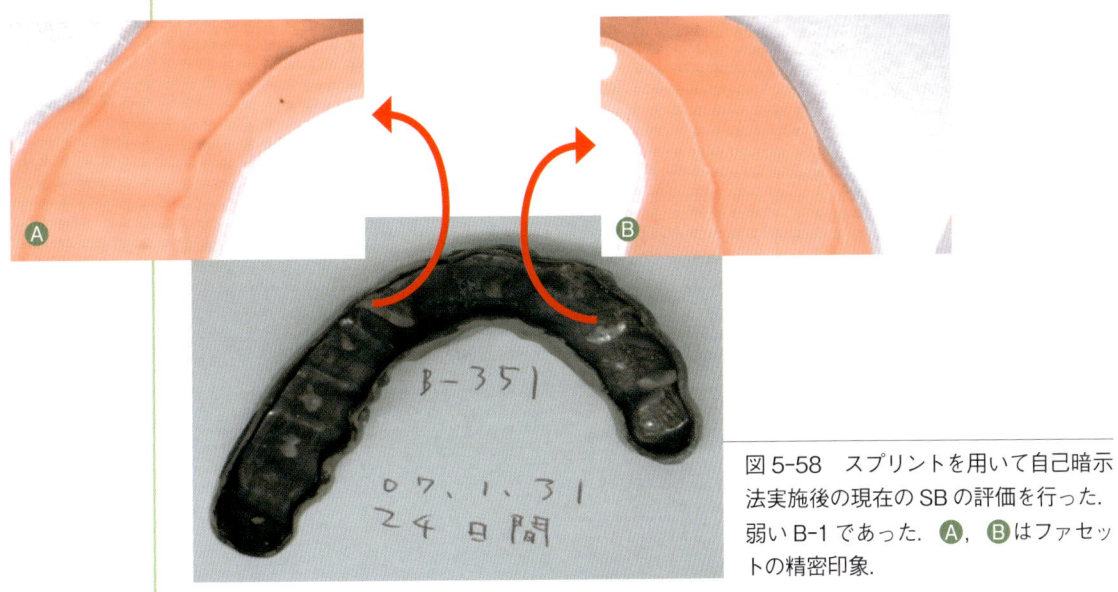

図 5-58 スプリントを用いて自己暗示法実施後の現在の SB の評価を行った．弱い B-1 であった．Ⓐ，Ⓑはファセットの精密印象．

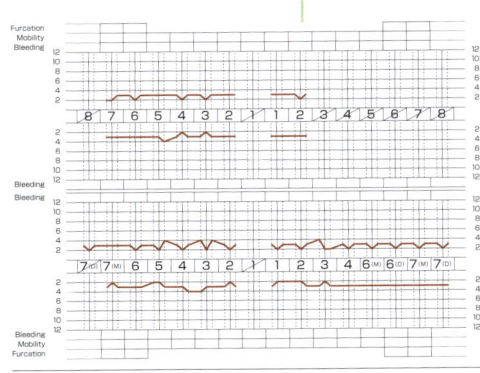

図 5-59 10 年後のプロービングデプス（2003）

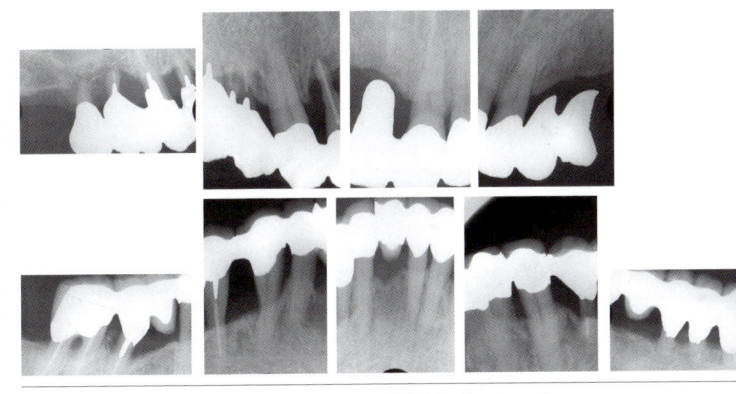

図 5-60 初診より 14 年後のエックス線写真（2007.1.）

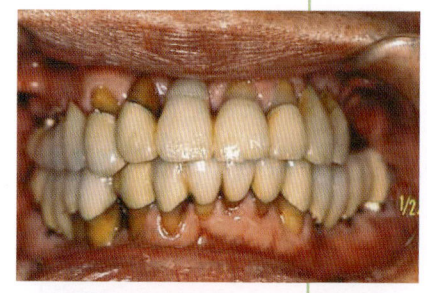

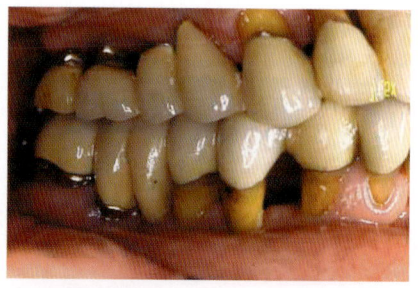

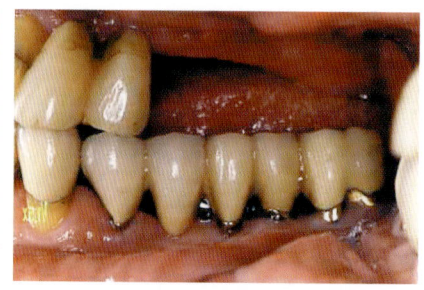

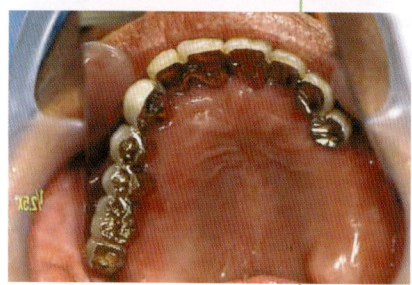

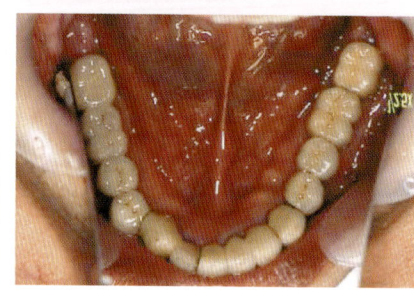

症例 5-5 SBと咀嚼時の咬合力が複合した症例（つづき）

図 5-61　最近の口腔内（2006.10.）

症例 5-5 は重度歯周病患者だが，初診から数年間は炎症のコントロールが十分でないことに加え"力"の影響も大きかったため，8本の歯を失うこととなった．炎症のコントロールと"力"のコントロールを行ったあとは，約8年間良好に経過した．

＊"力"の評価：SBと咀嚼時の咬合力は強かった（SB：B-2強，咀嚼時の咬合力：M-3）．ただし，昼のブラキシズムは弱かった．そこで，コンプレックス・ファクターであるSBと咀嚼時の咬合力のコントロールを行った．

臨床上注意したい重要ポイント	
1	口腔内のファセット（咬耗）を見ただけでは，どのような"力"が加わっているのか推測することが難しい場合がある．
2	"力"のコントロールを行うには，夜間のブラキシズム，昼間のブラキシズム，咀嚼時の咬合力のどの力が作用しているのかについて定性，定量化を試みることが重要になると思われる．

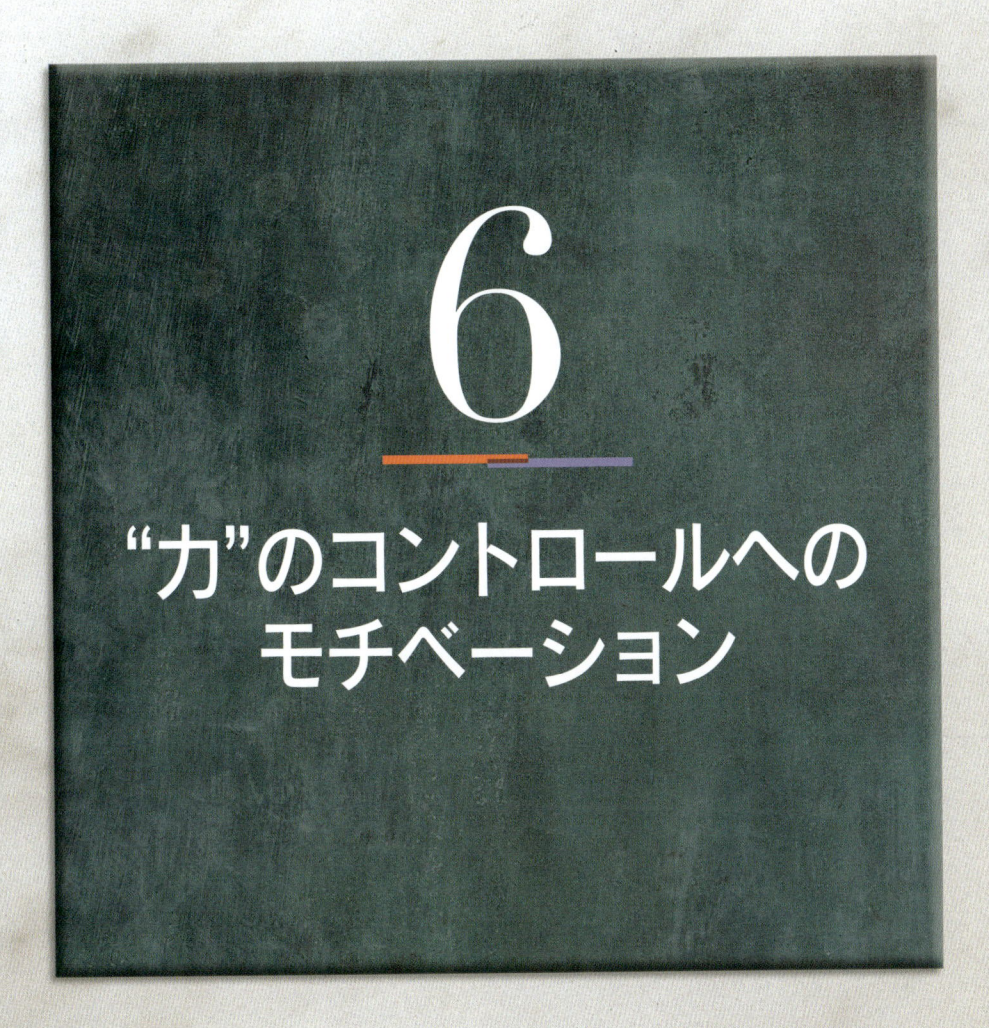

6

"力"のコントロールへのモチベーション

Force-complex syndrome

6 "力"のコントロールへのモチベーション

1 "力"のコントロールへのモチベーションの大切さ

　夜間睡眠中のブラキシズム（SB）や咀嚼時の咬合力などの評価の結果，"力"のコントロールが臨床対応上必要であると診断された場合でも，患者自身が自分の口腔の健康の獲得・維持・増進にとり真に"力"のコントロールが必要であると強く思わない限り"力"のコントロールは成功しない．なぜなら，SBや咀嚼時の咬合力の自己観察や"力"の評価のためにオクルーザルスプリントを使用するのも，また"力"のコントロールのために自己暗示法を行うのも患者自身だからである．いいかえれば，患者が"力"という要因への認識を深め，そのコントロールに取り組もうというモチベーションに成功しない限り，"力"のコントロールの成功もないといえよう．

　では，われわれ術者は患者に対しどのように"力"のコントロールへのモチベーションを図ったらよいだろうか．

　SBの評価を行う際の自己観察やオクルーザルスプリントの使用も患者自身が行う．その際，術者が自己観察やオクルーザルスプリントの使用の重要性をいくら説明しても，患者自身が重要だと思わない限り毎日実行することは困難である．これはたとえば，歯周治療のI.P.（イニシャルプレパレーション）におけるプラークコントロールのモチベーションの際にも同様のことがいえる．患者がプラークコントロールを本当に自身にとって必要で重要だと思わない限り，予期した成果を上げるのは難しい．"力"のコントロールへのモチベーションにおいてもこのI.P.システムの考え方が利用できる．

2 I.P.（イニシャルプレパレーション）システム[1~3)]

　I.P.システムとは，患者自身が口腔の健康の重要性を理解し，口腔の健康を獲得・維持・増進していくにはどうしたらよいかをわれわれ診療側と一緒に考え，実際に行動を起こし，生涯にわたり行っていこうとする体制を整えるための患者とわれわれが行う準備である．I.P.システムは，第1ステップと第2ステップに分けて実行する（表6-1）．

1―第1ステップ（表6-2）

　このステップでは，まず患者自身が口腔の健康をどのように考えているのかを聞き，次いで，口腔の健康を欲しているのかどうか患者自身の本心を聞く．この第1ステップが"力"のコントロールへのモチベーションの第一歩である．患者の本心を聞くための会話は，カウンセリング的な対応で行う（表6-3）．こちらからいいたいことや説明したいことを一方的に話しかけるのではなく，患者の本心を聞く方法である．

表6-1 I.P.の2つのステップ

第1ステップ	口腔の健康を欲しているかどうかの確認
第2ステップ	健康の獲得のための具体的な準備

表6-2 第1ステップのポイント

1.	TBIを行ってもらうための説明や説得などはしない
2.	患者自身の健康観についての本心を聞く ＊いきなりブラッシングの話をしない

表6-3 カウンセリング的な対応

1.	患者の態度などをよく観察する
2.	患者から話を正確に聞き理解すること
3.	できるだけオープンな質問をすること
4.	患者の答えを待つ
5.	患者の反応にむやみに同意したり肯定したりしない

ではいつこの患者の本心を聞くのが適切なのであろうか．第1ステップを行う時期は，応急処置が終わってから間もない比較的初診時に近いときがよい．基本的には治療と並行して行わない．その理由は，治療が優先していくと患者の気持ちも治療優先になりがちだからである．患者は当初は例外なく「歯が痛いから何とかしてください」，「歯がぐらぐらしているからその治療をしてください」，「冠を入れてください」など，歯科医師に何とかしてもらいたいと思って歯科医院に来院する．自ら治そうと努力するよりも医療者側への依存性が高いことは，プラークコントロールにおいても多くの患者で同様である．しかし「何とかしてください」と全権を歯科医師に委任してしまうこれまでの発想を，治療の主体は患者自身であり，「私が治療の主役である」と**180度の転換**ができなければプラークコントロールが成功しないように，"力"のコントロールへのモチベーションも成功しない．従来のように治療の主体は医療者側であると患者が考えている限り"力"のコントロール治療は不十分なものとなる．この第1ステップの達成には通常2週間から数カ月ぐらい必要である．

患者が口腔の健康を本当に欲しているかどうかを確認することがこの第1ステップの第一の目的である．患者の欲している口腔の健康の獲得・維持・増進を達成するためにわれわれ医療者側が存在することを患者に理解させる．一方，患者は患者自身の治療への参加が重要であることを理解することが大切である．

2—第2ステップ（表6-4）

第1ステップをクリアすると，患者が「口腔の健康を欲している」ことを確認することになる．次いで，健康が損なわれている歯と歯周組織の状態を患者と医療者の両者が確認する．硬組織と軟組織の両方に問題がある場合も同様に指摘して確認する．

第1ステップで確認した患者の望みである「口腔の健康の確立と増進」のためには，患者と医療者側がどのようにすればよいか話し合う．まず，患者と医療者側の役割分担である．患者の分担は，プラークコントロールの実行や自身の健康の獲得，維持・増進のための行動（"力"のコントロール，禁煙，シュガーコントロールなど）を起こすこと

表6-4 第2ステップのポイント

1.	治療の主体は患者
2.	患者に治療の分担を理解してもらう
3.	患者自身で口腔内の改善を体験する

表6-5 I.P.が成功したかどうかの確認

1.	体験によって口腔内がよい方向に向かっていることを自覚
2.	生活のなかでブラッシングが実践されている
3.	ブラッシングなどのテクニックをマスターしている
4.	知識の増加
5.	患者と医療者側との間に信頼関係が芽生えている（ラポールの確立）

表6-6 "力"のモチベーションの成功のポイント

1.	医療者側が"力"の重要性を理解している
2.	カウンセリング的な対応ができる
3.	I.P.の成功
4.	医療者側の医療への情熱

である．医療者側は，患者に口腔の健康の獲得，維持・増進のための知識や方法，治療技術を提供し，必要な歯に根管治療を行い，インレーやクラウン・ブリッジなどの補綴や修復治療，また義歯による治療などを分担する．

医療者側と患者のいずれか一方が役割を果たすだけでは，むろん「口腔の健康の確立と増進」は達成できない．患者と医療者双方が分担していた役割を果たせたときに，はじめて本来の患者の望みである「口腔の健康の確立と増進」が達成できることを患者に理解させる．

具体的には，歯ブラシを利用して患者が自分自身でプラークを除去することにより，口腔内が改善され，自身の努力によって口腔健康が実現できることを実感させることが重要なポイントである．歯肉の腫れが減った，出血しなくなった，排膿が少なくなった，口の中のネバネバがなくなった，体調が悪いときは歯肉が腫れたのに最近は腫れなくなった，歯の動揺が減少したなど，ブラッシングによって口腔の健康が改善したことを実体験をすることで，自身の治療への意味を感じさせる．患者が，自身が治療に参加することによって自身の役割の重要性を認識することが重要である．

"力"のコントロールをする際にも，患者の直接的な参加が必要で，患者自身の参加なくしては治療が成功しないことを理解させる．この点が肝要で，これがうまくいけば患者はスムーズに"力"のコントロールに参加すると思われる．

I.P.が成功すれば，同じ方法で"力"のモチベーションも成功する．I.P.が成功したかどうかの確認事項は**表6-5**に示す．また，"力"のコントロールへのモチベーションを成功させるためのポイントは，医療者側が"力"の重要性を理解していること，日常臨床の中でI.P.に取り組み成功していること，その他の事項を**表6-6**に示す．

7

"力"のコントロールの実際

Force-complex syndrome

7 "力"のコントロールの実際

　前章で詳しく触れた"力"のコントロールへのI.P.（イニシャルプレパレーション）が成功すると，いよいよ積極的に治療を開始することになる．ただ，治療手順としては"力"の関与がみられると思われるケースでも，まずは歯周炎への対応と同様に，炎症のコントロールなど基本的な治療を行ってから"力"の評価とコントロールに入る．

　"力"のコントロールをどのように行うかは，"力"の種類（SB/日中のブラキシズム/咀嚼時の咬合力）と大きさ，および質によって決定する．"力"の大きさがある程度大きくても受け止める側が相対的に十分な強度をもっていれば治療の経過は良好である．しかし同様な"力"の大きさでも，受け止める側の強度への耐性力が弱い場合には"力"そのものをコントロールする必要がある．"力"そのものをコントロールするには，患者へのI.P.によるモチベーションを高める必要があると同時に，患者自身の多大な努力も必要となる．できれば"力"を受け止める側のみの治療で行いたい（表7-1）[1,2]が，臨床現場では"力"の評価とコントロールが必要なケースも多い．

　以下"力"の実際の評価やコントロール，"力"の受け止める側の治療（症例7-1）や"力"そのもののコントロールをどのように行うかなどを解説する．

表7-1　"力"への対策は？

"力"を受け止める側への対策
・歯周治療・咬合調整
・歯の固定
・矯正治療
・インプラント・歯の移動など
・オクルーザルスプリント
"力"そのものへの対策
・ブラキシズムのコントロール
・咀嚼時の咬合力のコントロール

"力"への対策は，"力"を受け止める側のみで十分な場合と，受け止める側の対策に加えて"力"そのものへのコントロールを行うことが必要な場合がある．"力"そのものへのコントロールは，"力"がブラキシズムの場合はブラキシズムのコントロールを行い"力"が咀嚼時の咬合力が関与している場合は咀嚼時の咬合力のコントロールを行う．両者が関与している場合にはもちろん両方のコントロールを行う．

症例 7-1　"力"を受け止める側の対応のみを図った症例

　"力"はそれほど大きくないが"力"を受け止める側が脆弱であるので，受け止める側の対策として歯周治療とクロスアーチブリッジで対応を図った．"力"そのもののコントロールは行っていない．"力"を受け止める側のみの治療を行った症例である．

患者：50歳，女性（1940年11月生）　　**初診**：1994年12月
主訴：歯槽膿漏治療希望
現病歴：1年前に上顎部分床義歯を製作したが，不適合のため未使用．7 6 4 3｜3 4 6 7の動揺と6｜の冷水痛を自覚．
現症：上顎残存歯のプロービングデプスは5〜8 mm．歯の動揺度は1〜2度．
エックス線所見：上下顎小臼歯部に垂直的な骨吸収が認められた．

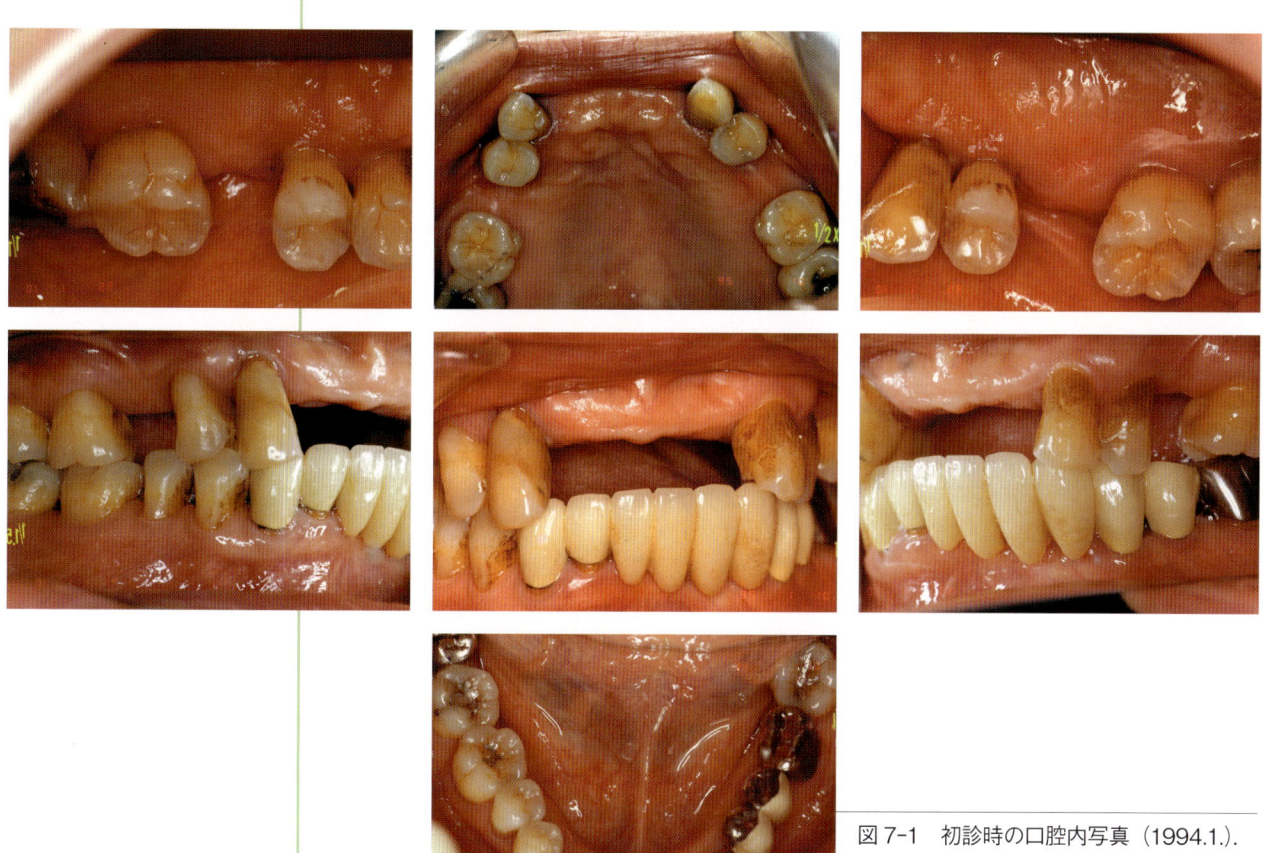

図7-1　初診時の口腔内写真（1994.1.）．部分的に炎症のみられる箇所もあるが，比較的タイトな歯肉である．

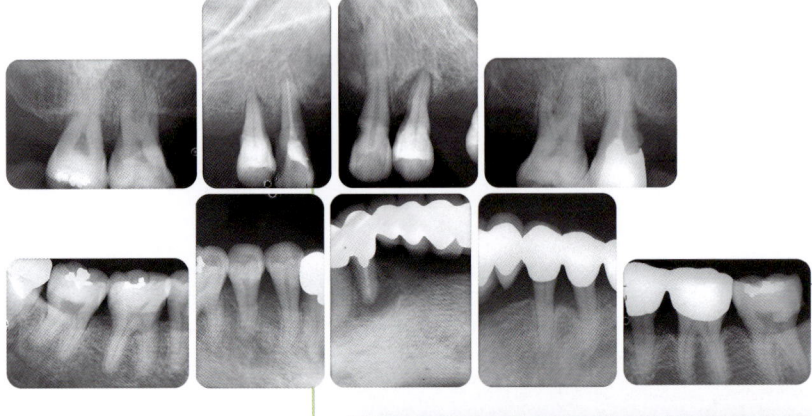

症例 7-1 "力"を受け止める側の対応のみを図った症例（つづき）

図 7-2 初診時のエックス線写真．上顎に高度な骨吸収がみられ"力"を受け止める側は脆弱である．

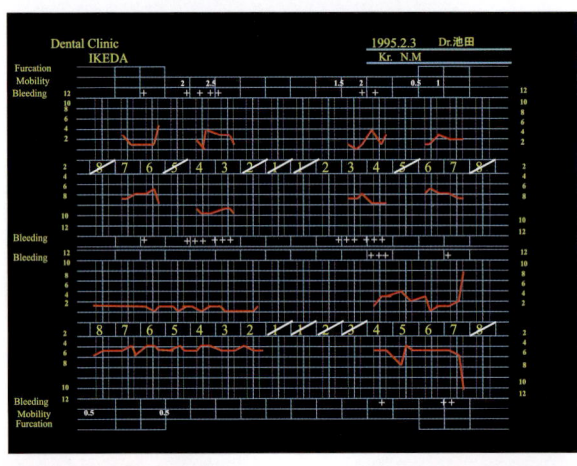

図 7-3 初診時のプロービングデプス．上顎が特に深く，歯の動揺もある．

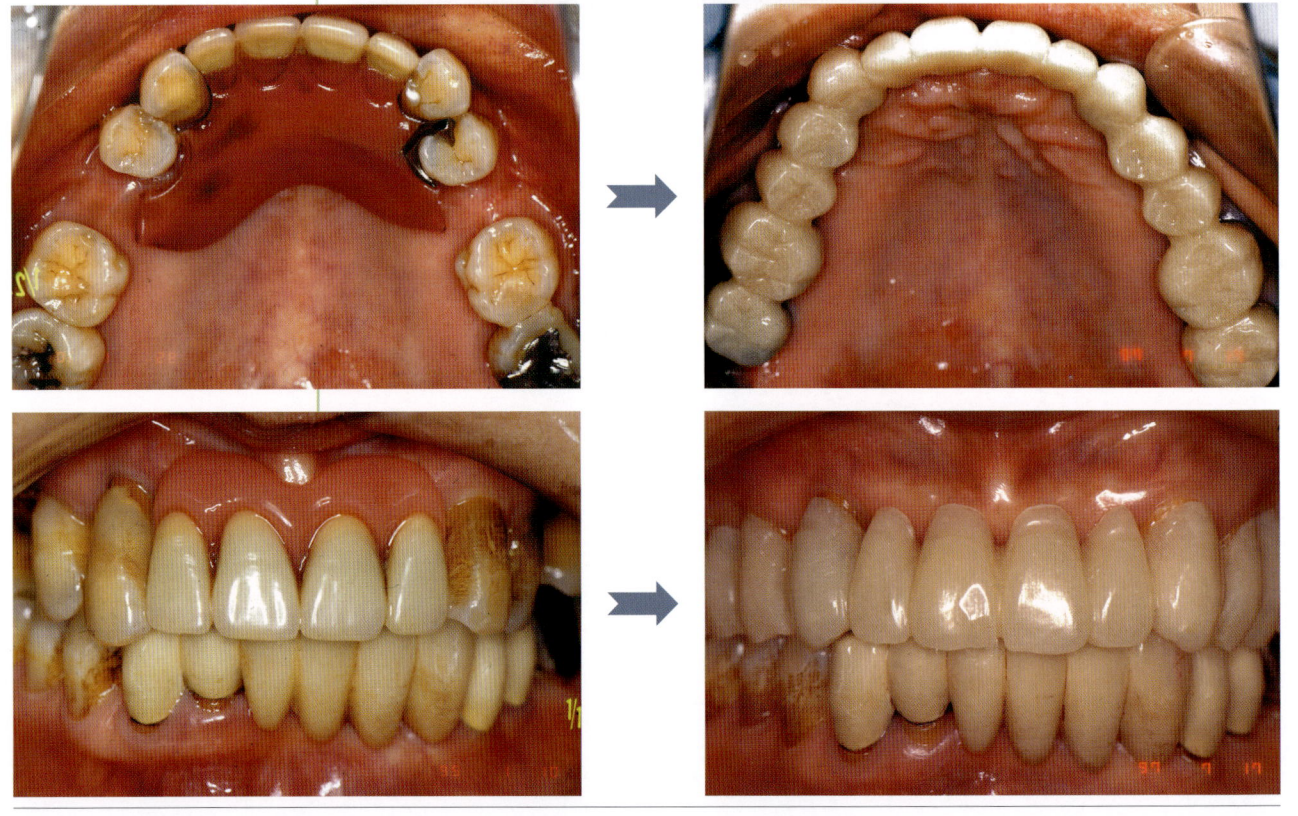

図 7-4 歯周治療を行い，上顎はフルアーチブリッジで対応を図る予定である．暫間固定をかねてフルアーチのプロビジョナルナルレストレーションを製作した．左：1994．右：1997．

7 "力" のコントロールの実際

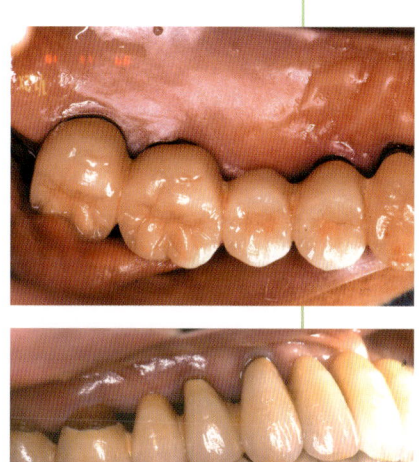

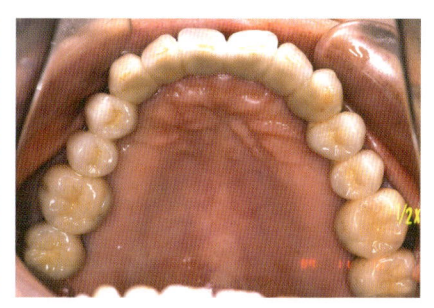

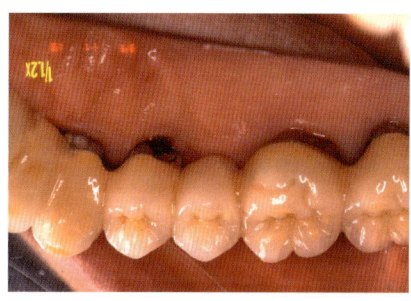

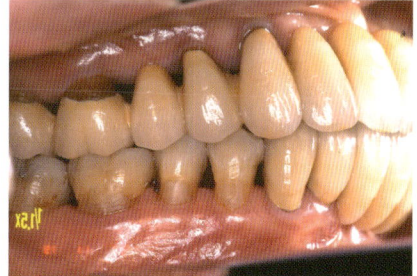

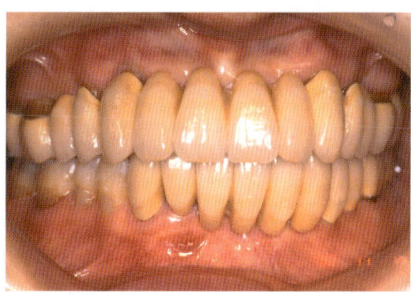

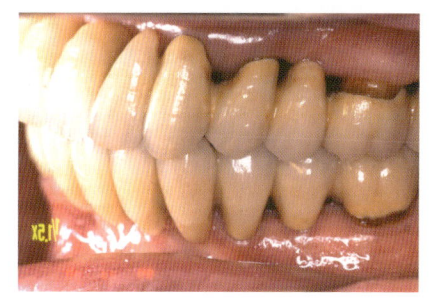

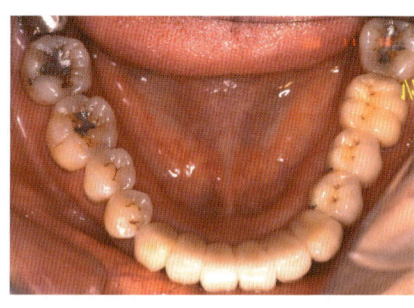

症例 7-1 "力" を受け止める側の対応のみを図った症例（つづき）

図7-5 修復処置後の口腔内写真（1997.）．プラークコントロールも良好で定期的なリコールにも応じている．上顎の修復物も動揺もなく経過良好である．

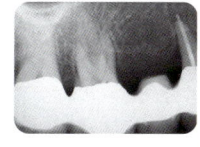

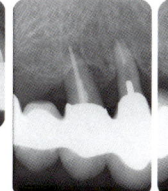

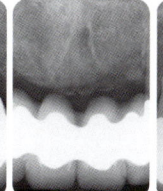

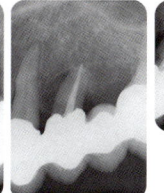

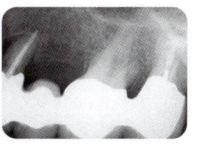

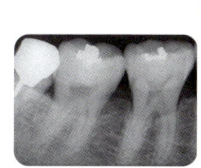

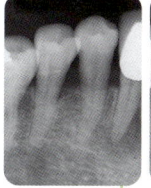

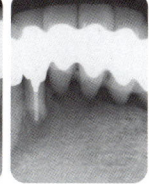

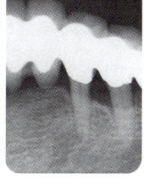

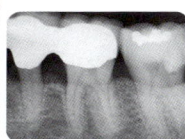

図7-6 エックス線写真も安定した像である．

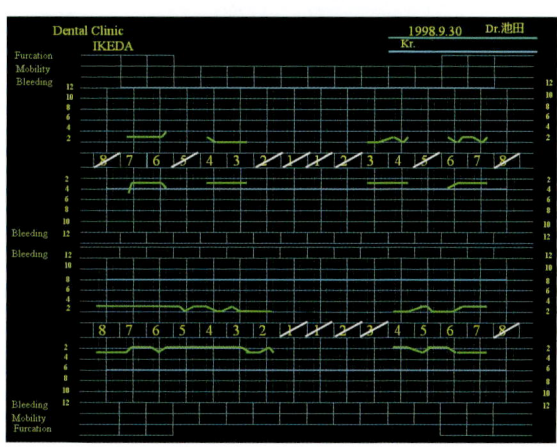

図7-7 修復処置後1年のプロービングデプス（1998.）．ポケットは4mm以内でBOPもみられない．

87

症例 7-1 "力"を受け止める側の対応のみを図った症例（つづき）

図7-8 メインテナンス中の口腔内写真（2005.）．プラークコントロールも良好で定期的なリコールにも応じている．

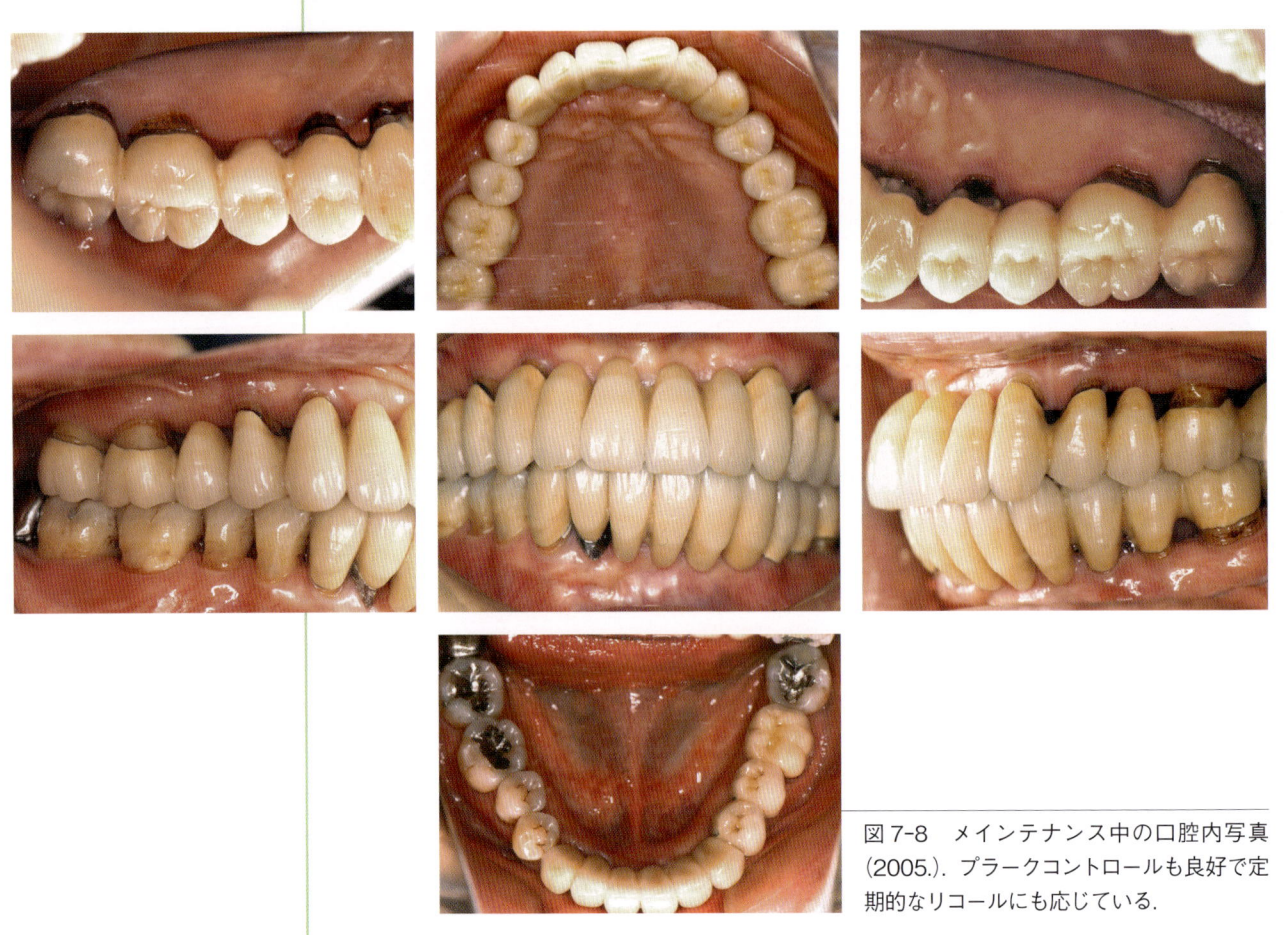

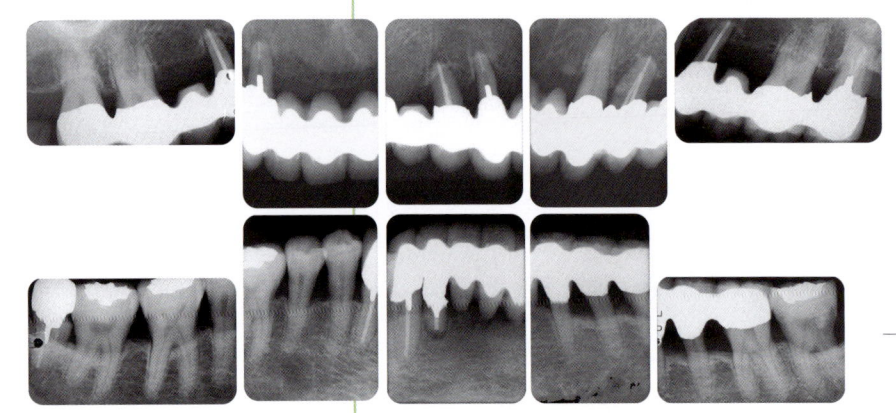

図7-9 初診から12年経過時のエックス線写真（2006.）．安定している．

7 "力"のコントロールの実際

症例 7-1 "力"を受け止める側の対応のみを図った症例（つづき）

図 7-10　初診から 15 年経過時の口腔内写真（2010.）. プラークコントロールも良好で BOP もみられない.

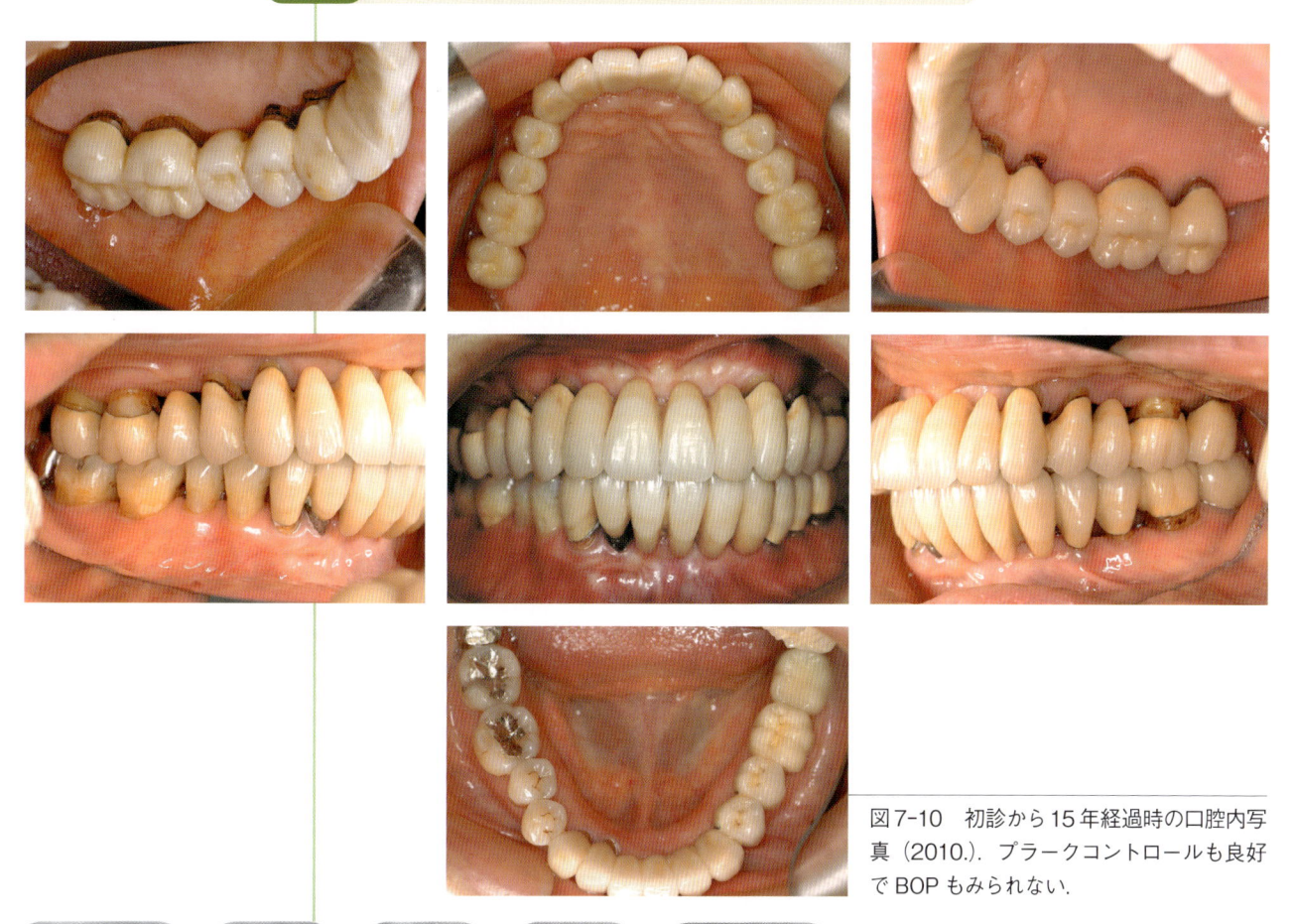

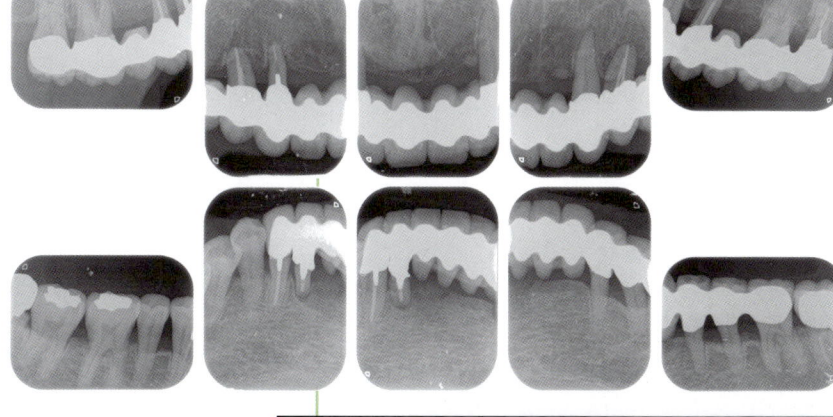

図 7-11　初診から 15 年経過時のエックス線写真. 歯槽骨の状態も良好である.

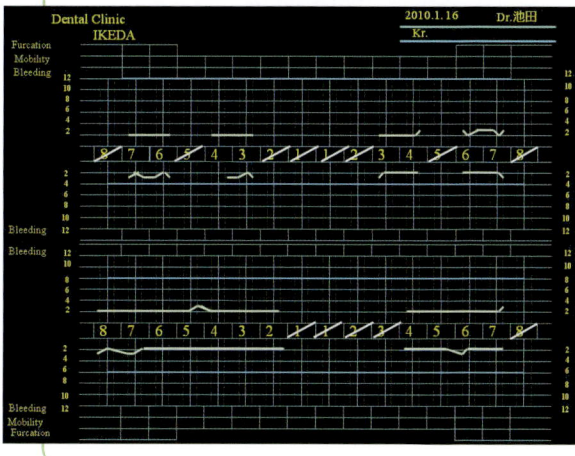

図 7-12　初診から 15 年経過時のプロービングデプス. 全顎的に 3 mm 以内である.

症例 7-2　重度慢性歯周炎に罹患し，反対咬合で強い SB の症例

　重度の慢性歯周炎で反対咬合であり上顎右側の臼歯が欠損している患者．"力"を受け止める側の治療として歯周基本治療と矯正治療を行い，|6 の口蓋根を上顎右側の臼歯部に移植した．その後，上下顎はフルアーチブリッジで対応を図った．この症例の"力"はオクルーザルスプリントによる評価の結果 SB によるもので，強い B-2 強であった．そこで自己暗示法を用い SB のコントロールを行った．

患者：40歳，男性（1961年12月生）　　**初診**：2004年10月
主訴：歯槽膿漏治療希望　　**現病歴**：上下顎前歯部の動揺を3カ月前から自覚．
喫煙歴：20年間1日約20本．2003年より自主的に禁煙．

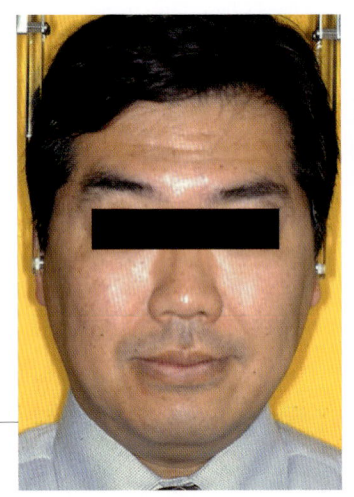

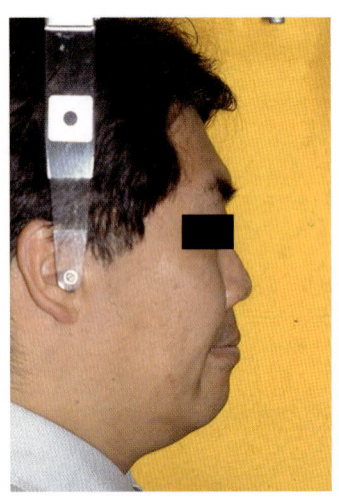

図7-13　初診時の顔貌（2004.10.）

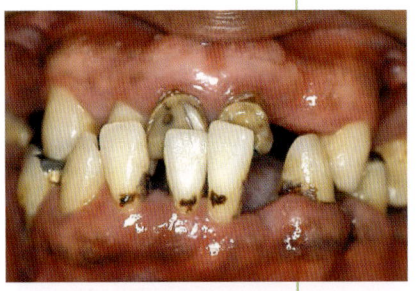

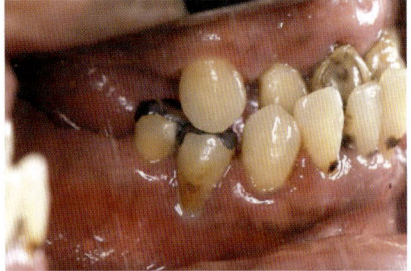

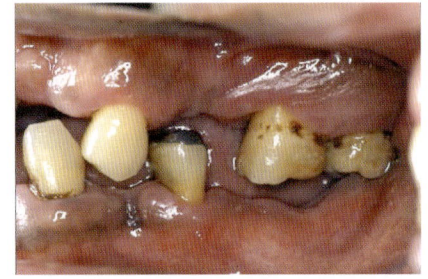

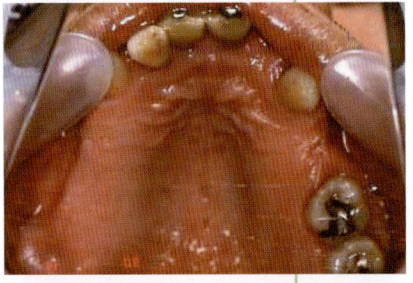

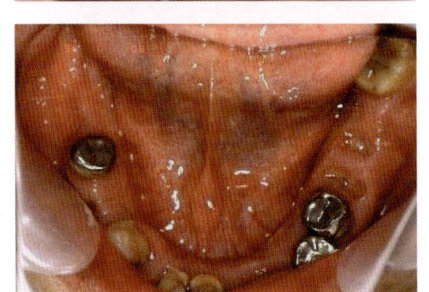

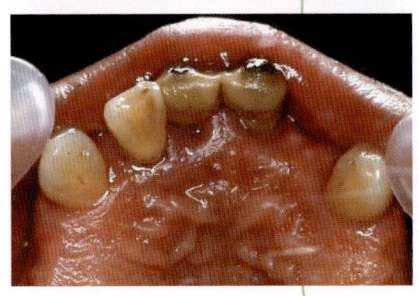

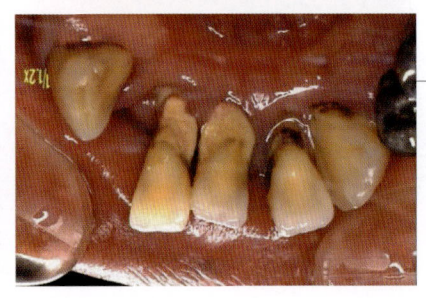

図7-14　初診時の口腔内写真（2004.10.）．歯肉は線維性で，過去に喫煙していたので歯肉に色素が入って黒色になっている．咬合状態は反対咬合で，4|が2次性咬合性外傷である．左側の咬合はセントリックストップがない状態である．

7 "力"のコントロールの実際

症例 7-2 重度慢性歯周炎に罹患し，反対咬合で強い SB の症例（つづき）

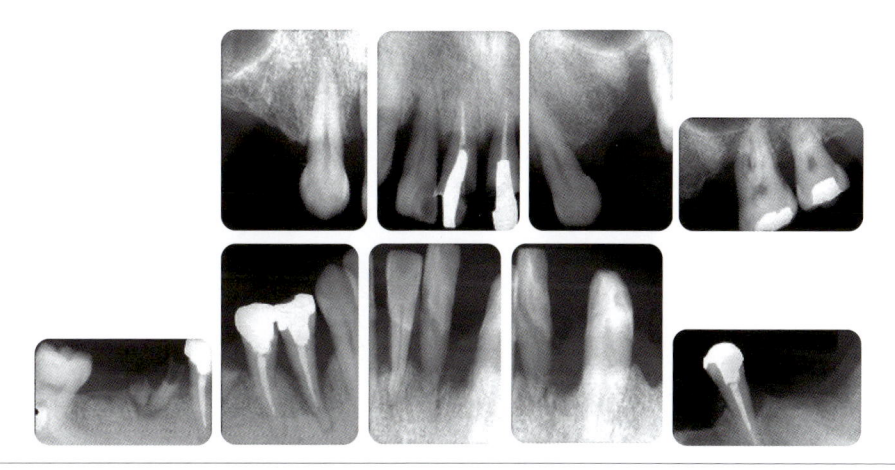

図 7-15　初診時のエックス線写真（2004.10.）．全体的に高度の歯槽骨の破壊がみられる．

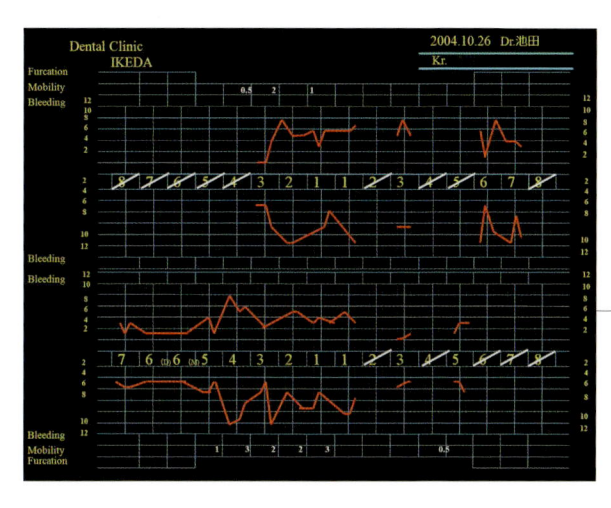

図 7-16　初診時のプロービングデプス（2004.10.）．
上顎は 3̄ を除いて深い．4̄ はプロービングデプスパターンが外傷型で咬合性外傷があることを示している．

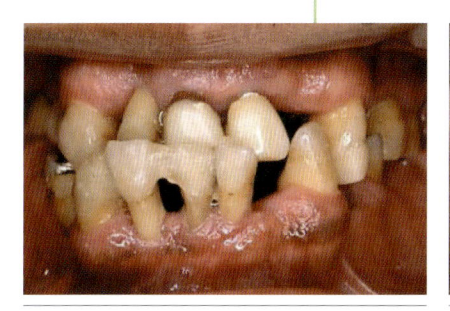

図 7-17　歯周基本治療を終了後に矯正治療を開始した．下顎前歯部は暫間固定を行った（2006.6.）．

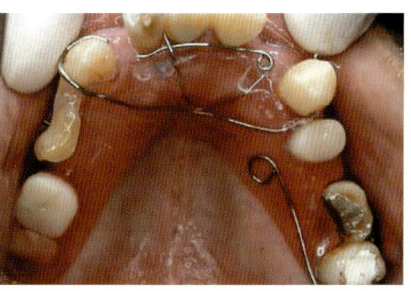

図 7-18　上下顎とも床矯正装置により矯正を行っている（2006.7.）．矯正治療は専門医（町屋矯正歯科）に依頼した．

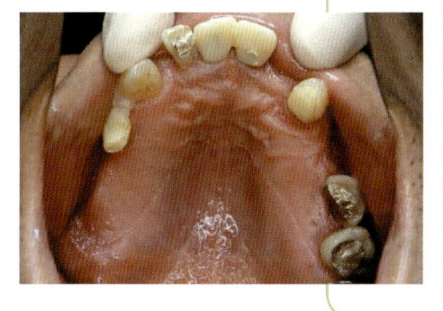

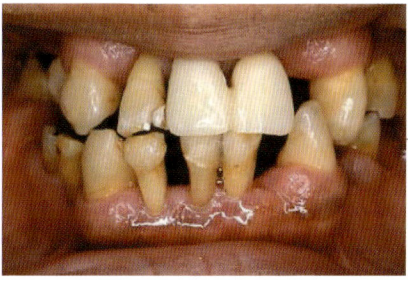

図 7-19　矯正治療を開始して 6 カ月，前歯の反対咬合が解消された（2006.12.）．
6̄ の口蓋根を上顎右側の小臼歯部相当に移植．

症例 7-2　重度慢性歯周炎に罹患し，反対咬合で強いSBの症例（つづき）

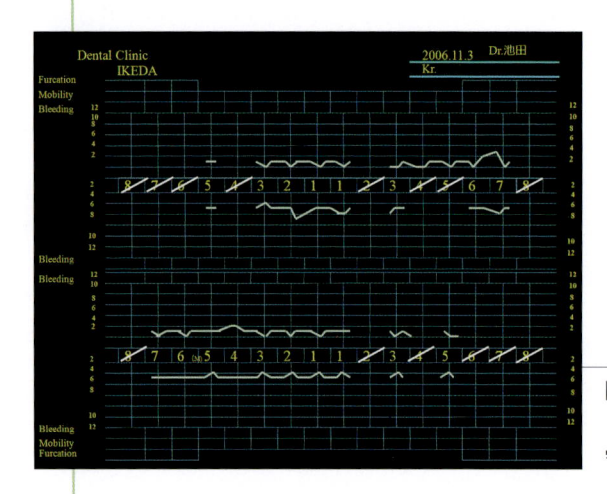

図7-20　初診より約2年後のプロービングデプス（2006.11.）．歯周基本治療のみでかなり安定してきている．

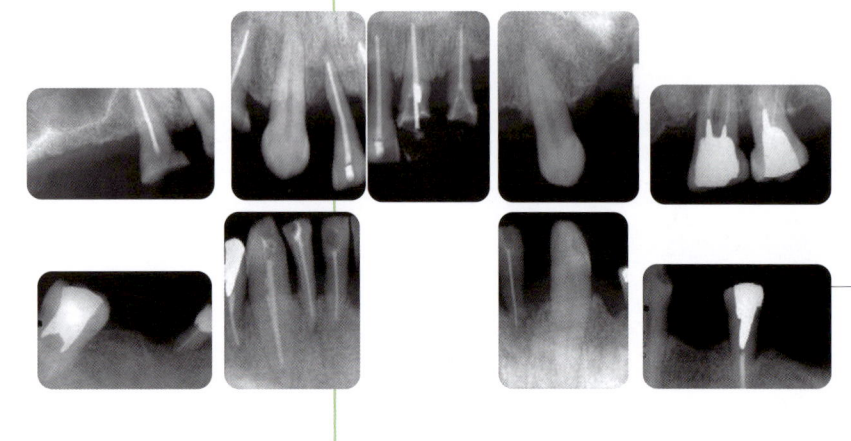

図7-21　修復処置を開始するころのエックス線写真（2006.12.）．
上顎右側の小臼歯部に|6の口蓋根を移植．

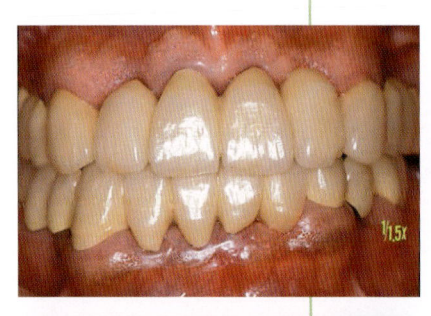

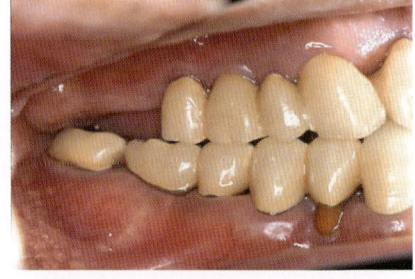

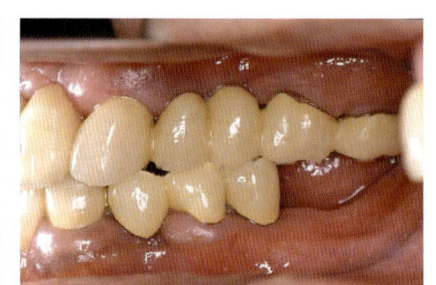

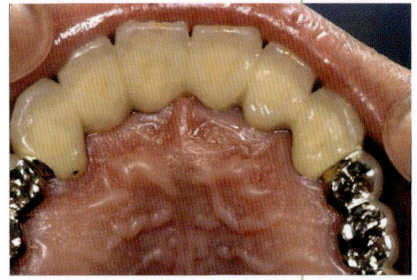

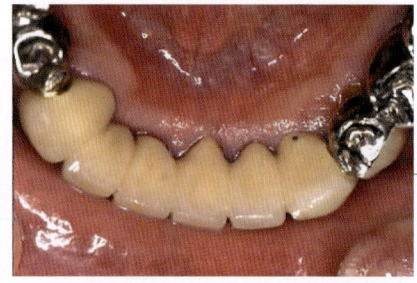

図7-22　上下顎とも短縮歯列のフルアーチブリッジで修復処置を行った（2007.2.）．
初診から3年経過．

92

症例 7-2 重度慢性歯周炎に罹患し，反対咬合で強い SB の症例（つづき）

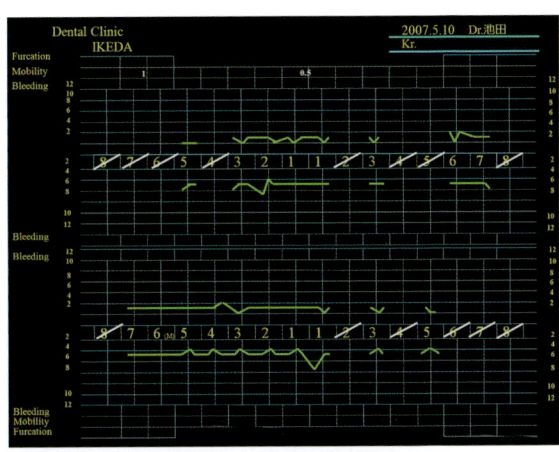

図 7-23 メインテナンス期（2007.5.）のプロービングデプス

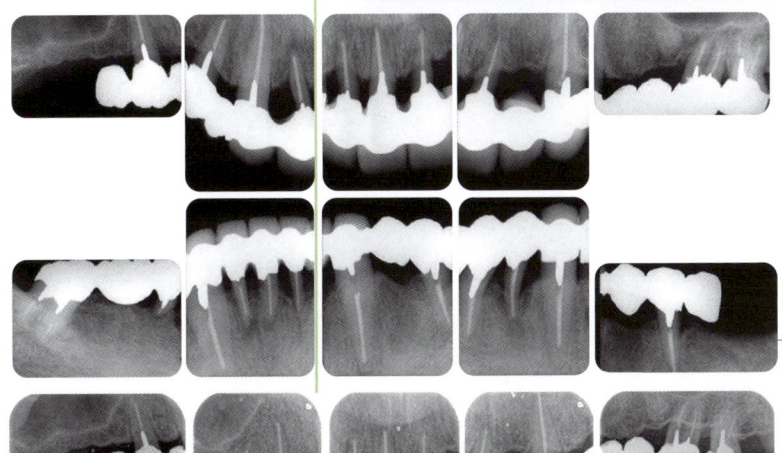

図 7-24 修復処置後のエックス線写真（2007.2.）

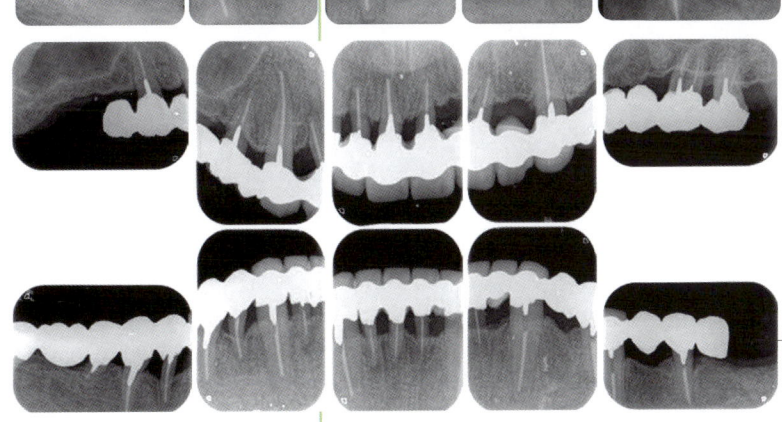

図 7-25 初診から5年2カ月後のエックス線写真（2010.1.6）．歯槽骨の状態は安定している．

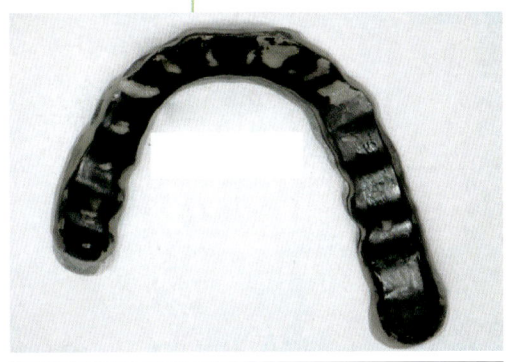

図 7-26 当初，この症例は反対咬合であって SB の力が発揮できない咬合状態であった．ところが矯正治療により反対咬合を解消したのち，SB が強いことが判明した．SB の評価は強い B-2 強であった（2007.9.10）．

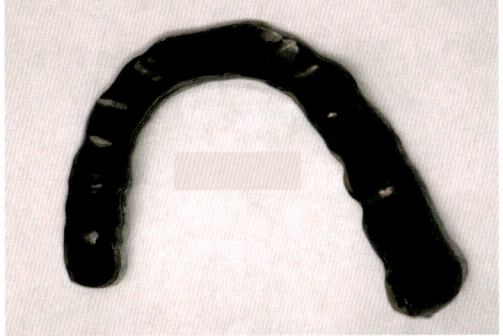

2 年後

図 7-27 そこで"力"を受け止める側の強化とともに SB そのもののコントロールが必要と判断した．SB のコントロールとして自己暗示法を行った．自己暗示後は B-2 弱となった．写真はその約2年後のオクルーザルスプリントによる SB の評価で，弱い B-2 弱が維持されている（2009.6.2）．

1 "力"がどのように関与しているか―評価の手順[1]

"力"が顎口腔系の健康にどのように関与しているかを把握しておくことは歯科臨床上きわめて重要である．"力"を把握する手順としてまず，口腔内をよく観察すること．続いて問診，歯周病の症例ではプロービングデプスをはじめとする歯周組織診査などの検討，エックス線写真の分析，オクルーザルスプリントを使用したSBの評価や咀嚼時の咬合力評価用スプリントを使用した咀嚼時の咬合力の評価などを行って"力"の関与を検討する（表7-2）．

1―口腔内の観察

天然歯や修復物，義歯の咬合面にファセット（摩耗"面"や咬耗"面"）が存在するかその有無を詳しく観察する．存在する場合はその「面」の形状によりどのような"力"の作用で摩耗面や咬耗面が形成されたのか推測する．すなわち，摩耗面や咬耗面が光沢のある場合はSBにより形成されたことが多い（ときには咀嚼時の咬合力で形成されることもある）．また，図7-28に示すように補綴・修復物の咬合面が「ブツブツ」の点状になっている場合は咀嚼時の咬合力が関与しているといえる．この写真の症例では歯頸部くさび状欠損もみられ，"力"の影響が歯自体にも及んでいることが推測できる．

2―問 診

日中の食いしばりや歯ぎしりの有無などを問診し，"力"の評価を行うかどうかを判断する際の参考にする．

表7-2 "力"の評価手順

	評 価 項 目
1	口腔内の観察
2	問診
3	歯周病の症例での検討
4	エックス線写真での評価
5	オクルーザルスプリントを使用したSBの評価
6	咀嚼時の咬合力評価用スプリントを使用した咀嚼時の咬合力評価

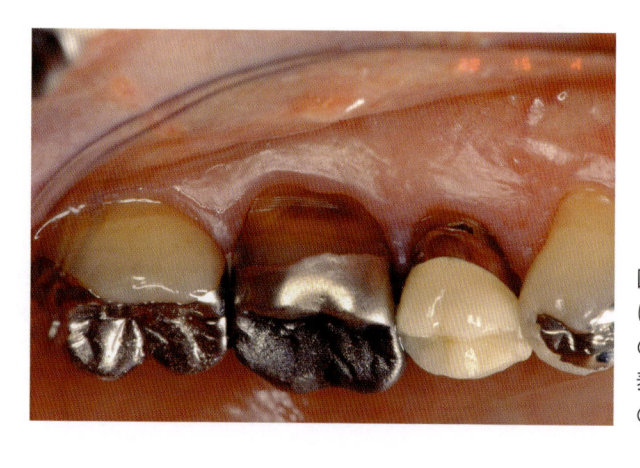

図7-28 上顎第一大臼歯の口蓋側頸部にくさび状欠損がみられ，その原因は"力"の影響と考えられる．修復物の咬合面の表面は点状の「ブツブツ」がみられ咀嚼時の咬合力で生じたと考えられる．

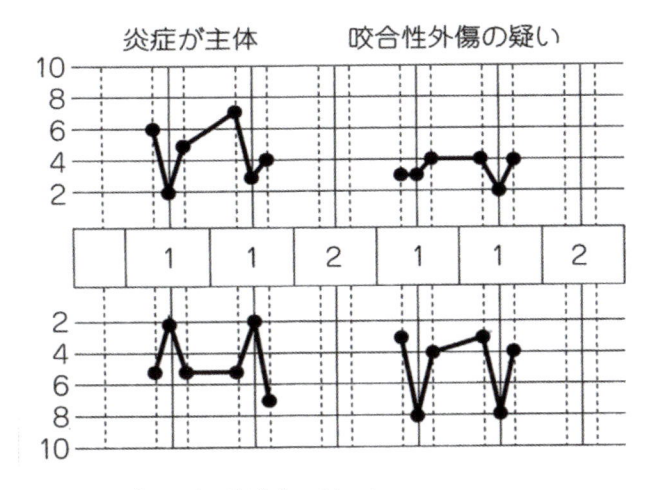

図7-29 プロービングデプスパターン
上顎の頬側と口蓋側のプロービンデプスパターンを示す．隣接部が深いケースは炎症型と考えられる．慢性歯周炎は，隣接部にプラークが蓄積して炎症を起こすと考えられるからである．頬舌側が深い場合は咬合性外傷の影響と考えられる．

3—歯周病の症例での検討

　プロービングデプスパターン（図7-29）を調査すると，歯周病のタイプが炎症型なのか"力"が関与しているタイプなのかおおよその推測ができる．隣接部のプロービングデプスが深い場合は炎症型であり，頬側や口蓋側が深い場合は"力"が関与しているタイプである．さらに歯周組織の破壊が年齢に比例しているかどうかを検討することは重要である．年齢の割に歯周組織破壊の程度が大きいケースでは，破壊を速めている因子は何かを考えることが治療のうえでもメインテナンスを行ううえでも大切である．歯周組織破壊を速めている因子としては，"力"なのか，糖尿病などの全身性因子，喫煙，もしくはそれらの因子の合併などが推測される．

　プロービングデプスパターンとともに歯周組織破壊を速めている因子を詳細に検討すると，"力"が関与していることが多い．歯周組織の破壊の程度に比較して歯の動揺度が大きいときは"力"が関与していると思われる．大臼歯部では咬合性外傷の外傷力は根分岐部に応力の集中がみられるので，根分岐部病変が上下左右顎に存在しているケースでは"力"が関与している場合が多い．

4—エックス線写真での評価

　骨縁下欠損や歯根膜腔の拡大などが認められるとき，根分岐部病変が上下左右顎に存在しているかどうか，また，根面のセメント質剝離（cemental tears）などの有無を観察する（図7-30）．これらの像が観察される場合も"力"の関与が疑われる．

5—SB評価用オクルーザルスプリントによるSB評価

　"力"にSBの関与の有無を診査する．診査はSB評価用オクルーザルスプリントを使用するので，まずその使用目的を患者に伝え，オクルーザルスプリントの使用の重要性

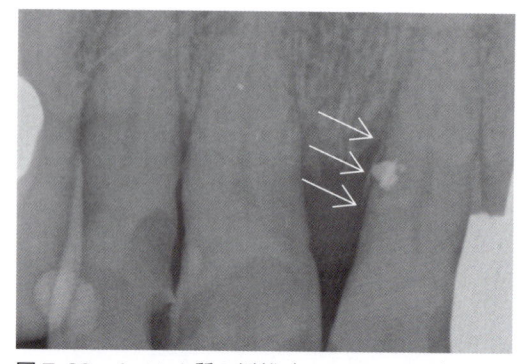

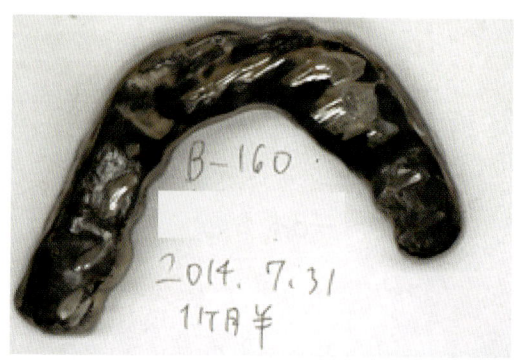

図7-30 セメント質の剥離（cemental tears）が認められるときは"力"の関与が疑われる．このケースではSBはB-3である．

について納得してもらうことが大切である（詳細は第2章参照）．

6―咀嚼時の咬合力評価用スプリントを使用した咀嚼時の咬合力評価

咀嚼時の咬合力の関与を調査する．咀嚼時の咬合力評価用スプリントの使用目的を患者に伝え，スプリント使用の重要性について十分認識してもらうと同時に使用を納得してもらう．また，食事や間食時などの咀嚼時に何を食べたか食事表を記録してもらう（詳細は第5章参照）．

2 "力"の鑑別診断[2)]

"力"が関与していると推察される場合においても，それが真にSB由来なのか，咀嚼時の咬合力に由来するのか，または日中のブラキシズム由来なのかの鑑別診断は重要である．治療を実行するときに本来はSBの強い患者に，咀嚼時の咬合力や日中のブラキシズムに由来する力への対応を行っても無意味となってしまうからである．SBの強い患者にはSBの治療が必要である．また，咀嚼時の咬合力の強い患者にSBなどの治療を行っても治療は成功しない．的確な鑑別診断により咀嚼時の咬合力への対応をしなければならないのはいうまでもない．ときにはSBも咀嚼時の咬合力も強く，両方の治療が必要な場合もある．

さて，上述したように"力"が関与していると診断しても，どのような種類の"力"が関与しているのかを鑑別診断することは治療を行ううえでも良好なメインテナンスを行ううえでもきわめて重要である．図7-31に"力"の鑑別診断のためのデシジョンツリーを示す．

最も多くみられる事象である冠が脱落また暫間修復物が破折したという症例の場合，それが睡眠時に起きたのか，咀嚼時に起きたのかをまず問診する．

問診で，睡眠時に起こったということであればSBの可能性が高いのでSB評価用オクルーザルスプリントを使用したSBの評価をまず行う．また，SBの既往がある場合や摩耗面の状態などでSBの特徴（前項「1. 口腔内の観察」参照）がみられたら，先にSBの評価から行う．評価の結果，SBが強いと判明すればSBのコントロールを行う．SBの減少がみられ問題が解決したら"力"の種類はSBだということになる．

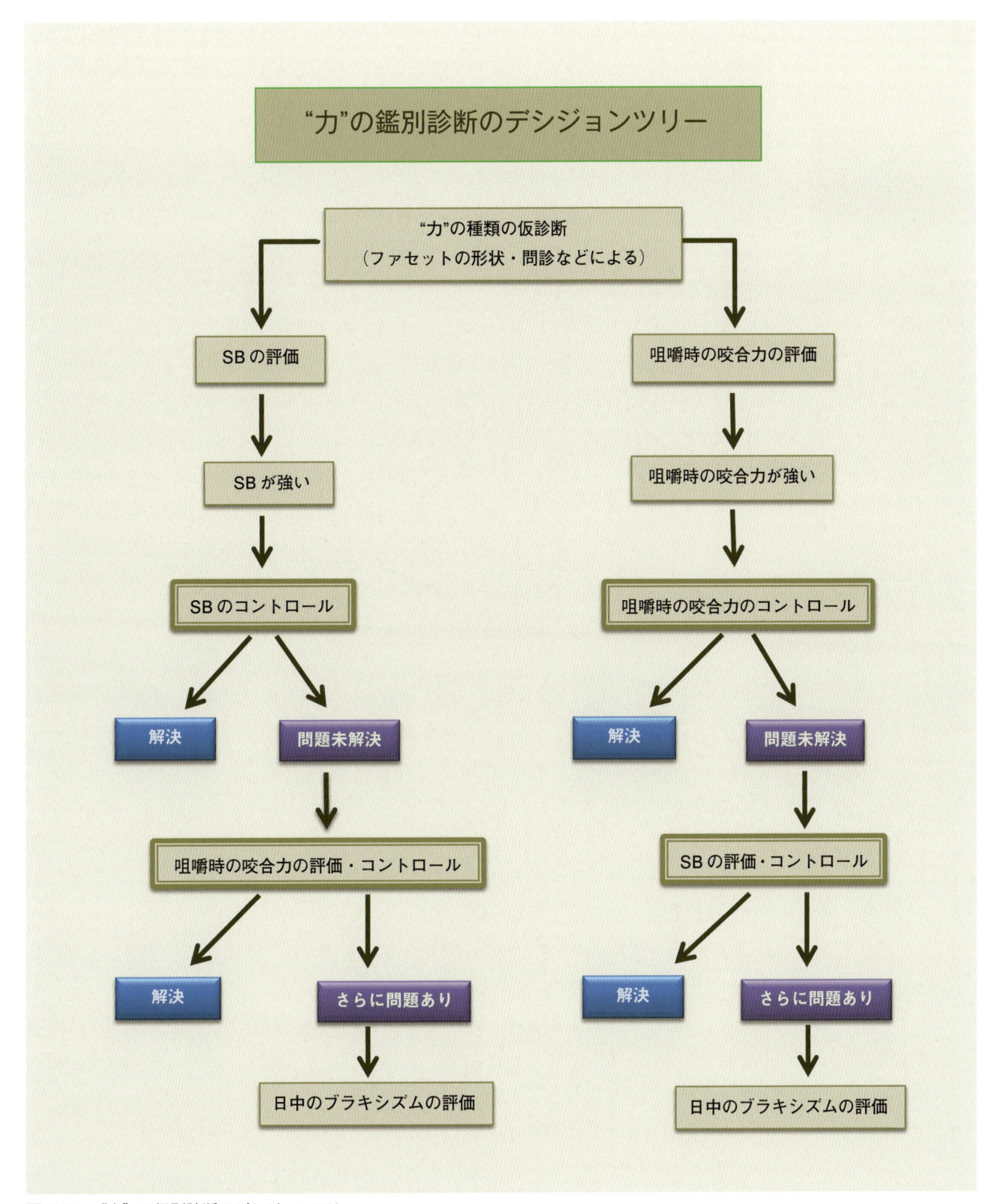

図7-31 "力"の鑑別診断のデシジョンツリー
"力"の種類を鑑別診断することは重要である．まず口腔内の観察や問診などで関与する"力"がSB由来か咀嚼時の咬合力由来かを仮診断する．仮診断の結果がSB由来であればSBの評価を行い，SBのコントロールを行って問題が解決すれば"力"はSBの可能性が強いと考えられる．SBのコントロールを行っても問題が解決できなければ，咀嚼時の咬合力の評価を行い，咀嚼時の咬合力のコントロールを実施する．問題が解決できれば"力"は咀嚼時の咬合力と考えられる．問題が解決できなければ，日中のブラキシズムの評価を行う．仮診断が咀嚼時の咬合力の場合も同様に行う．

SBの減少がみられたにもかかわらず問題が解決しないという場合は，咀嚼時の咬合力の評価を行う．その結果，「咀嚼時の咬合力が大きい」という評価であれば，臨床対応として咀嚼時の咬合力のコントロールを行う．これで問題が解決すれば"力"の種類は咀嚼時の咬合力だということになる．

　一方，問診で咀嚼時に冠の脱落やテンポラリーレストレーションの破折が起こったのであれば，咀嚼時の咬合力が関与している可能性が高いので，咀嚼時の咬合力評価用スプリントで咀嚼時の咬合力の評価を先に行う．評価の結果，咀嚼時の咬合力が強いと判明すれば，咀嚼時の咬合力のコントロールを行う．これで問題が解決すれば，"力"の種類は咀嚼時の咬合力である．コントロールを行っても問題が解決できなければ，SBの可能性があるのでSBの評価を行う．その結果，強いSBであればそのコントロールを行いSBの減少がみられ問題が解決できれば"力"の種類はSBだと決定できる．

　このほか，SBと咀嚼時の咬合力がどちらも強いという評価が出ることもある．そしてそれぞれのコントロールを行ったが問題が解決しないという場合，"力"の種類はほとんど日中のブラキシズムと考えられる．評価の結果，SBと咀嚼時の咬合力の両方の影響がみられる場合もある．このときは両方のコントロールが必要である．

3　研究1：SBに咬合性因子は影響を与えるのか？[3]

　SBに早期接触のような咬合性因子は影響を与えるのであろうか？　仮に早期接触がSBの強さに影響を与えるとしたら早期接触に対して何らかの対策が必要である．そこでSBに早期接触が影響を与えるかどうか①～④のような方法で調査を行った．

　SB評価用オクルーザルスプリントによりSBの評価が安定している者に，咬合の不調和を与えるようにスプリント上に早期接触をつくり，そのスプリントを使用させた．これを事前の早期接触のないSB評価用オクルーザルスプリントと比較して早期接触のSBへの影響を調査した（**図7-32～36**）．

① SB評価用オクルーザルスプリントでSBの評価が一定の85人を被験者として選択した．
② 評価したスプリントに咬合の不調和を与えるように大臼歯部相当部に約0.5 mmの厚さにファセットレジンを盛った．
③ 早期接触を与えたスプリントを2週間使用させた．
④ 2週間使用のスプリント上に形成されたファセットを，事前の早期接触のないSB評価用オクルーザルスプリント上のファセットと比較検討した．

1）結果

　早期接触を与えたスプリントの50.6%にファセットの増加がみられた．44.7%には変化がなく，4.7%に減少がみられた．

2）結論

　早期接触のような咬合不調和によってSBの強さに影響がある者と，ない者が存在する．早期接触よってSBが増加する者には何らかの対策が必要である．

7 "力"のコントロールの実際

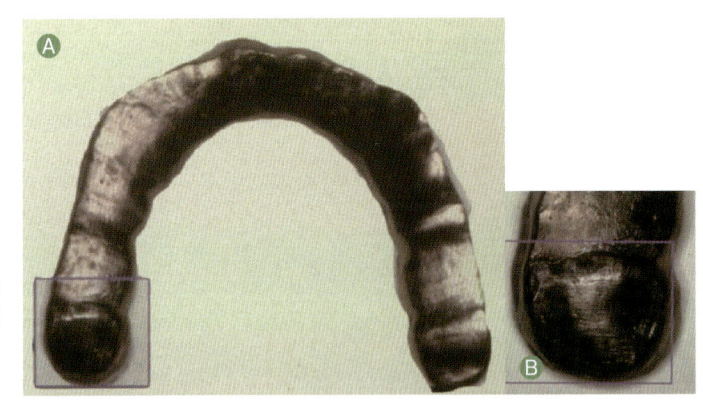

図7-32 Ⓐ：SBの評価が安定している者のスプリントに大臼歯部相当部に約0.5 mmの厚さのファセットレジン®（（株）ジーシー）を盛って早期接触を付与する．
Ⓑ：拡大図

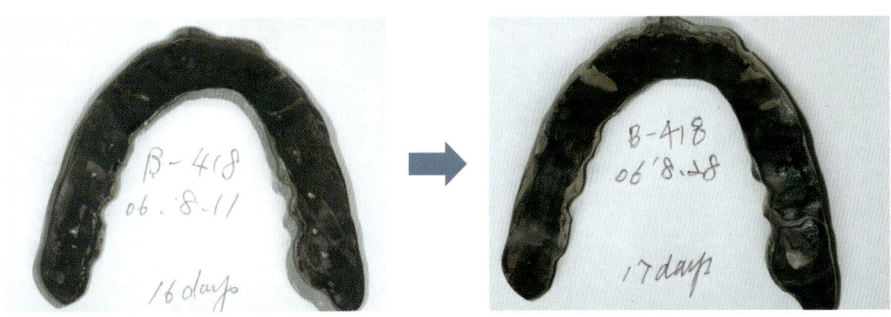

図7-33 早期接触付与後2週間使用させたあとにファセットが増加した例

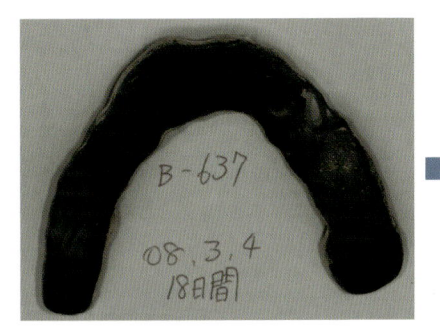

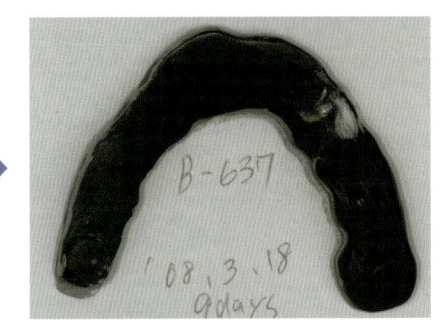

図7-34 早期接触付与後ファセットが変化しない例

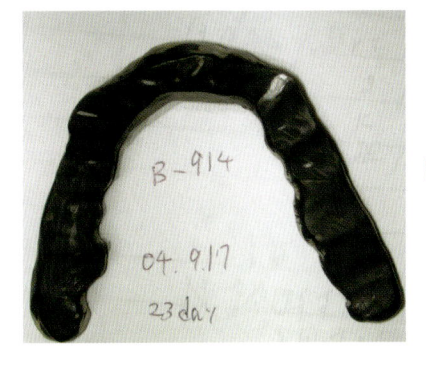

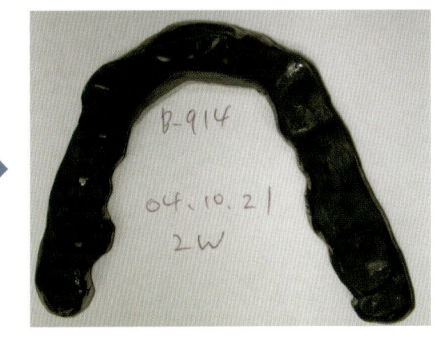

図7-35 早期接触付与後ファセットが減少した例

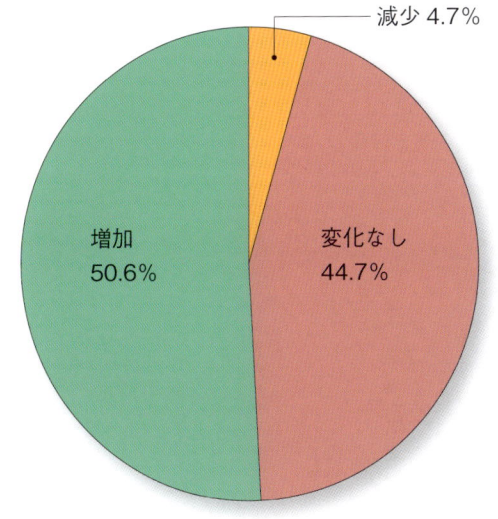

図7-36 早期接触付与後ファセットの変化した割合
増　　加：50.6%
変化なし：44.7%
減　　少：　4.7%

99

3）臨床的意義

　早期接触によってSBが増加した者は，咬合に敏感だと思われる．このようなケースではスプリントを装着していないときに早期接触があると，実際のSBはSB評価用オクルーザルスプリントで評価したSBより強いと思われる．このようなケースでは早期接触の診査を慎重に行う必要があり，修復物を製作する際には咬合の付与は慎重に行うことが必要である．臨床対応としては自己暗示法によって行う（**図7-37**）．**早期接触によってSBが強くなるケースでも，自己暗示法によって十分な効果が得られるとSBの増加は認められなくなる．**

　早期接触によって変化のないグループは，SB評価用オクルーザルスプリントを使用したSBの評価と実際のSBは同じだと思われる．このグループでSBの弱い者は臨床的にSBの影響はほとんど受けないと思われる．一方，"力"の影響がみられるにもかかわらずSBの弱い者では，"力"の種類は咀嚼時の咬合力のことが多い．

4 SBのコントロールの実際

　"力"がSBに由来するものであることが判明した場合には，第4章で記述したとおり自己観察や自己暗示法を実施する．その効果は患者によって異なるので，状況をみて自己観察だけ行うか，自己観察に加えて自己暗示法を行うか，最初から自己暗示法を行うかを決定する（**表7-3**）．自己観察だけでも十分な効果がもたらされる患者もいるが，どれだけ切実にSBをコントロールしたいと思っているかによって高い効果が得られるかどうかが決まる．筆者らの臨床経験では，自己暗示法を行ったほうが効果は高い．しかしその場合でも，患者の社会生活や日常の環境の要素が大きく影響するので，患者と面談しつつ患者を観察しながら方向性を決定するのがよいと思われる．

表7-3　SBのコントロールの方法

① 自己観察だけで行う	➡	十分に効果	➡	そのまま観察を行う
② 自己観察を行う	➡	十分に効果が出ない	➡	自己暗示法も同時に行う
③ 自己暗示法を行う				

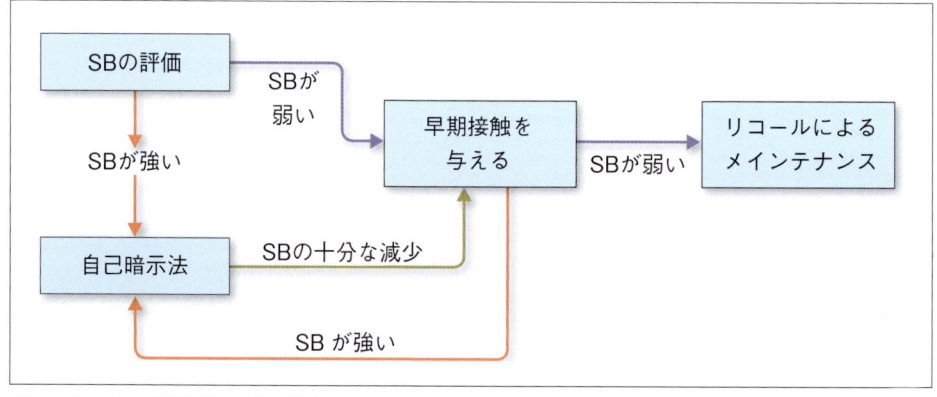

図7-37　SBの評価と治療の流れ

1—評価の結果弱い SB である場合

　早期接触を付与したSB評価用オクルーザルスプリントでSBの評価を行い，弱いSBであることが判明したらそのまま観察をする．逆に，強いSBであることが判明したら自己暗示法を行ってSBの減少を試みる．自己暗示法で十分なSBの減少がみられたら再度スプリントに早期接触を付与し使用させる．早期接触でSBが強くなれば再度自己暗示法を行い，SBの十分な減少が得られるまで続ける．その後，再度早期接触を付与し，SBが弱くなればリコールによるメインテナンスに移行する（**図 7-37**）．

2—評価の結果強い SB である場合

　自己暗示法を実施した結果SBが十分減少したことが確認できたら，早期接触を付与したオクルーザルスプリントで評価を行う．弱いSBであることが判明したらそのまま観察をする．SBが強くなったら十分な減少が得られるまで自己暗示法を行う．そしてSBの十分な減少が得られたら，リコールによるメインテナンスに移行する．

> 付記）早期接触を付与したSB評価用オクルーザルスプリントを使用したとき，SBが強くなる患者でも自己暗示法を実施後はSBは強く発現しなくなる．こうして自己暗示法の効果が確認できる．

5　咀嚼時の咬合力のコントロールの実際

　咀嚼時の過度の咬合力の存在が判明し，コントロールする必要に迫られた際にも，まずは患者に対する咀嚼時の咬合力のコントロールが不可欠であるという「"力"へのモチベーション」が成功していることが重要である．これはSBのコントロールの際と同様である．モチベーションが成功していないと，咀嚼時の咬合力評価用スプリントの使用や食事表の記録がスムーズに実行できない．

　とはいえ，咀嚼時の過度の咬合力のコントロールは一筋縄ではいかない．たとえ咀嚼時の過度の咬合力が関与していることが判明しても，そのコントロールがしばしば困難になるのは，実は次のような「むずかしいカベ」があるためである．

① 患者が咀嚼時の咬合力が関与していることをなかなか実感できない．
② 長い間に習慣化した患者の「咀嚼の仕方」を変えさせることはむずかしい．
③ 咀嚼時の咬合力をコントロールするには，自分の噛み方を意識する必要があるが，長い間に学習した噛み方を別の噛み方に変え，かつそれを習慣化することはなかなか困難である．咀嚼時の咬合力に対する意識を持続的にもっていないと，元の噛み方に戻ってしまう．

　プラークコントロールはメインテナンス期に移行してからが重要であることと同様，**咀嚼時の咬合力のコントロールは，メインテナンスプログラムの重要な一項目として組み込みモニタリングしていくことが必要である．**

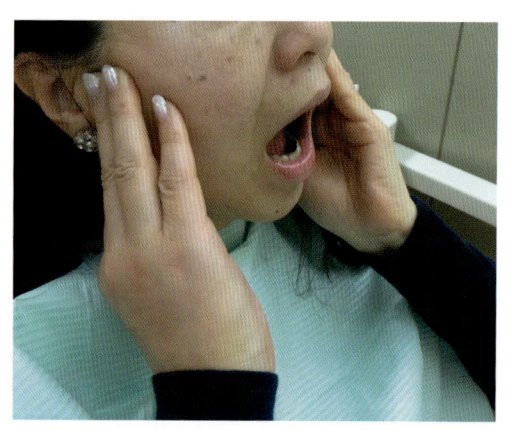

図7-38 開口時の咬筋の動き 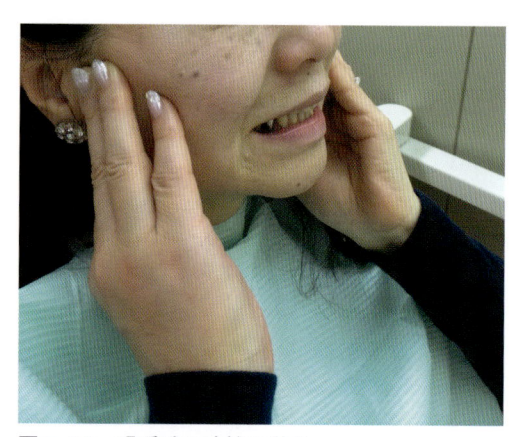　　図7-39 咀嚼時の咬筋の動き

　咀嚼時の咬合力をコントロールするトレーニングは，診療室での訓練と自宅で食事する際とに分けられる．診療室では，ピーナッツを食べてもらい，砕ける最低限の噛む力を経験させ，弱い力でも噛み砕けることを理解させる．咬合力の強さは頰に手を当てさせ，強く噛んだときと弱く噛んだときの咬筋の動きを感じさせる．そして咀嚼時は実は物を噛み切った直後に最も力が入っていることを体験させる（**図7-38, 39**）．自宅では食事や間食などいろいろな食べ物を食べる際に，診療室で学んだ最低限の力で噛むことを意識するように指導する．

6 研究2：最後方歯の抜歯要因や歯周病の悪化理由は？[4]

　睡眠時に使用させたSB評価用オクルーザルスプリント上のファセットは，SBにおける下顎運動の全軌跡である．この事実はSB研究にとってきわめて重要である．これまで，まことに残念ながらSBにおける下顎運動についての研究は皆無であった．しかしわれわれはいま，難攻不落であったSB攻略の入り口に立つ方法を手にしたといえないだろうか．

　そこで，臨床的に頻発する後方歯の抜歯や根分岐部病変などとSBにおける下顎運動との関係について臨床研究を行うこととした．SBにおける下顎運動が後方のどの位置からスタートしているか調査した．まず，ファセットが形成されているオクルーザルスプリントを装着させ，咬合紙を介在させて軽くタッピングさせ印記する．次いで，下顎を後方位に誘導して咬合紙で印記させ，ファセットとの位置関係を調べた．このような準備のあと，いよいよSBの下顎運動のスタートがタッピングさせた位置からスタートしているのか，後方位からスタートしているのかを調べ，後方位にある歯と歯周病や抜歯などのトラブルとの関係を調べた（**図7-40, 41，表7-4**）．

1）結果

　後方歯にトラブルのみられるケースでは，同じSBの強さでも後方位からSBがスタートしていることが多く，タッピングした位置からスタートしているケースはトラブルが少なかった（**表7-4**）．

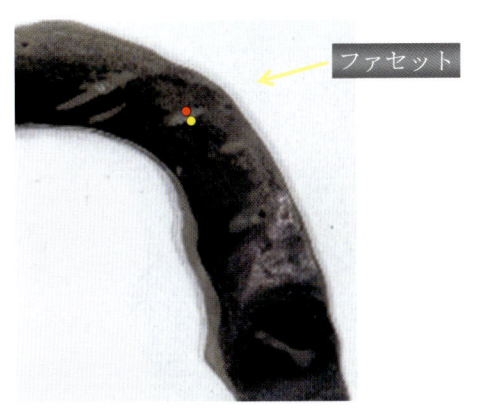

図7-40 ●：習慣性閉口運動路（A点）
　　　　●：下顎誘導点（B点）

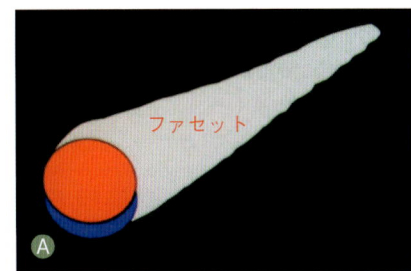

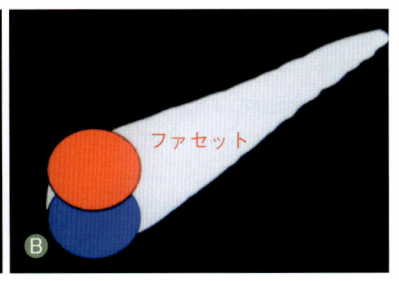

図7-41 ファセットと習慣性閉口運動路と下顎誘導点
●：習慣性閉口運動路（A点），●：下顎誘導点（B点）．
Ⓐ：一致，Ⓑ：不一致（インク点が半分以上ずれている）．

表7-4 ブラキシズム関連臨床症状*の発現とファセット・習慣性閉口運動路・下顎誘導点との関係（岡村，2002）

			AB一致（40人）	AB不一致（30人）	合計
臨床症状の発現	なし	B-1	9	3	12
		B-2	6	3	19
		B-3	1	1	2
		合計	26	7	33
	あり	B-1	3	6	9
		B-2	8	14	22
		B-3	3	3	6
		合計	14	23	37

※ $P < 0.01$

*ブラキシズム関連臨床症状は大臼歯の歯周病の進行，臼歯の歯冠修復物の破損や脱落，歯の破折，咬合痛とした．

2）結論

ブラキシズム関連症候群*は，SBの運動経路と関係しており，後方位からSBがスタートしているケースに起こる割合が高い．

* 後方位にある歯や歯周病とのトラブルをブラキシズム関連症候群と命名した．

3）臨床的意義

習慣性閉口運動路（A点）と下顎誘導点（B点）が一致していないケースでは，最後方の歯のみでSBを行っており，A点とB点が一致しているケースでは，SBは多くの歯のガイドで行っている．A点とB点が一致せず最後方の歯でSBを行っているケースのほうが，一致しているケースより同じ強さのSBでも"力"の影響を受けやすいと考えられる．したがって，**最後方の歯でSBを行っているケースでは，トラブルを避けるためには自己暗示法などでSBの強さをより減少させることが重要**である．

7　オクルーザルスプリントの使用上の問題点

1—オクルーザルスプリントが使用できないという患者への対応[5]

　SBを評価するためオクルーザルスプリントを使用させようとするとき，使用できない患者にときに遭遇する．どのような問題があって使用できないのか分析し，使用できるようにしないと治療を先に進めることができない．問題点としては，
① 治療に対するモチベーションが不足
② オクルーザルスプリントの製作上の問題
があげられる．以下，問題点と解決法を述べる．

1）治療に対するモチベーションが不足の場合

　歯科治療そのものに対するモチベーションが不足している場合と，"力"の治療に対するモチベーションの失敗があげられる．このような場合には，術者はオクルーザルスプリントを使用させることに固執せず，I.P.システムを利用した歯科治療への再モチベーションを行うと効果的である（第6章参照）．

2）オクルーザルスプリントの製作上に問題がある場合

　オクルーザルスプリント製作上の問題点としては，下記のような①〜③があげられる．

① スプリントがきつく歯が締めつけられる感じ

　原因：レジンの重合収縮のため前歯の唇側あるいは近心隅角と臼歯の遠心隅角の内面が強く当たっていることが考えられる．

　解決法：シリコーン系適合チェック材（例：ファインチェッカー® など）で当たりをチェックし調整する．

② 口が閉まらない

　原因：咬合高径が高すぎるかスプリントの前歯部の唇側が厚い，もしくはスプリントの咬合面の前部が前歯の切縁より前方に出ている場合が考えられる．

　解決法：咬合高径が高すぎる場合は，臼歯部の厚みをできる限り薄くし，全体の咬合高径を低くする．スプリントの前歯部の唇側が厚い場合は，スプリントの前歯部の唇側を薄くし，歯と移行的になるように調整する．

　スプリントの咬合面の前部が歯の切縁より前方に出ている場合は，出ている部分を調整する．

③ 口の中が一杯

　原因：咬合高径が高すぎるか臼歯部の口蓋側が厚い場合がある．

　解決法：咬合高径が高すぎる場合は②と同様に臼歯部の厚みをできる限り薄くし，全体の咬合高径を低くする．スプリントの臼歯部の口蓋側が厚い場合は，口蓋側は歯と移行的にし，できる限り歯の形態に合わせて薄くする．

3）ファセットが出ないという患者への対応

　オクルーザルスプリント上のファセットが出ない患者に遭遇することがある．このようなケースでは，上記のモチベーション不足やスプリント製作上の問題点のため，スプ

リントを使用していないことがある．このようなケースでは何が使用上の阻害要因となっているのか問題点を探り出し解決するほかない．

　また，患者に使用状況を質問すると，使用していなくとも使用していると答える場合がある．使用していないスプリントは，使用したスプリントに見慣れた歯科医師には，容易に判別できる．このようなケースでは，使用していないことを指摘することは適切でない．このような場合は治療に対するモチベーションに問題のあることが多いので，慎重に会話を進め再モチベーションを行う．

2―いつまでオクルーザルスプリントを使用するのか

　オクルーザルスプリントをいつまで使用するのかと，患者や他の歯科医師からしばしば質問を受ける．このような場合，筆者は「スプリントは，あくまでブラキシズムの強さを評価するための装置なので，自己観察や自己暗示法の効果が十分に得られた時点で使用を中止する」と答えることにしている．効果が現れかつ効果が持続していることを確認できたら，それを十分に効果の出た時点とする．**十分な効果が得られるのに通常，数回（6週間以上）を要する．**患者は，スプリントを使用しながら同時に自己暗示法を行っているが，スプリントを使用しなくなると自己暗示法をやめてしまう患者がいるので，**スプリントを使用しなくなっても自己暗示法は続けるように指示することは重要である．**

8　SBの治療効果の出ないときの対策

　SB評価用のオクルーザルスプリントを使用してSBの評価を行い，それに基づいて自己観察や自己暗示法を行っても予期したような治療効果が現れなかったり，わずかな効果しか現れないことがあるが，それには次のような理由が考えられる．

　①患者のSBの為害性についての認識が不足していて，SBに対するモチベーションが不十分である．この場合は，再モチベーションを行う．

　②治療に対するモチベーションが十分であっても，患者の自己暗示法の正しい実践がなされていないことがある．このような場合は，毎日どのように自己暗示法を実行しているか順次述べてもらう．患者の口から**自己暗示法で使用する「唇は閉じて，歯は離す」**という言葉がスムーズに出てこなければそれほど熱心に行っていないと考えられ，仕事が忙しいとか他に悩みごとを抱えていて十分に実行されていない可能性がある．効果の現れるのが遅いケースでは，声に出さずに自己暗示法を行っている場合がある．このような例として，夫婦が同室で就寝していて声に出して自己暗示法を行うのが恥ずかしいので心の中で唱えていたという場合があった．この場合，自己暗示法は声に出して唱えることで必ずうまくいくことを再度話し，励ますことによって解決することができた．

9 "力"を考えることがどれだけ重要なのか教えてくれた1症例

　筆者は，JCP（Journal of Clinical Periodontology，J. Lindheが編集長）の創刊号からの読者で，機会があったらぜひスウェーデン・イエテボリ大学のLindheやNymanの臨床をみてみたいと思っていた．そのような思いを抱いていた1977年，イエテボリ大学で開催されていたLindheのセミナーに参加した．素晴らしいセミナーで，イエテボリ大学のプラークコントロールの素晴らしさと，カンティレバーブリッジの実際をみせてもらって感激した．日本に帰ったらぜひカンティレバーブリッジに取り組んでみたいと思った．そしてひそかにそのチャンスを待っていた．

　1979年（筆者32歳），来院した患者がカンティレバーブリッジの適応ケースのようであった．そこで患者に同意を得て治療を行った（セミナーに参加していたイエテボリ大学出身のLindheの先輩の歯科医師からは，「帰国して絶対にカンティレバーブリッジを行ったらダメだよ」といわれていた．「イエテボリ大学でのカンティレバーブリッジのケースは実験なのだから……」と）．

　本書の最後に，その症例を提示したい．

　"力"の関与がなければ生体はここまでの臨床を許すのか，という感慨を深くする．"力"の関与を検討することは歯科臨床にとって本当に大切である．

7 "力"のコントロールの実際

> **症例 7-3** 36年間の長期経過観察により"力"の有無が顎口腔系の健康にとりどれほど重要かを学んだ症例

患者には3 2|4 7の4本の支台歯でブリッジを行うので，定期的なリコールに応じることを約束させ，もしブリッジが維持できない状況になったら義歯になることを納得してもらった．

まずモチベーションと歯周基本治療を行い，6+7までの13本のクロスアーチのプロビジョナルブリッジを製作した．定期的にプロビジョナルブリッジを外し，仮着材の溶解状況などを観察した．経過良好であったので8カ月後にメタルボンドのクロスアーチブリッジを製作した．術後経過を観察中のある日患者は交通事故に遭遇し，ブリッジの変形により再製作を余儀なくされた．

その後，患者は定期的なリコールに応じておりプラークコントロールも良好である．現在も定期的なリコールに応じている．ブリッジは動揺もなく十分に機能している．歯根膜腔の拡大などもなく経過は良好である．SB評価用オクルーザルスプリントを使用した評価では弱いB-1である．

1979年の頃は筆者にまだ"力"に対する明確な考え方や現在のような系統だった治療方法も確立しておらず，現在の視点からすれば十分満足のいく臨床対応とはいいがたいが，"力"の影響がほとんどみられなかった本症例では，4本の支台歯によるクロスアーチブリッジで支台歯の破折や脱落，破損などがみられず，長期に（36年間）良好にメインテインできている．初診時39歳だった患者は現在75歳である．

顎口腔系の健康にとって過剰な"力"の有無がどれだけ重要かを学んだ症例である．

患者：39歳，女性（1940年1月生）
初診：1979年4月
主訴：上顎の補綴治療希望
診断：成人性歯周炎
現症：上顎の残存歯は4本（3 2|4 7）

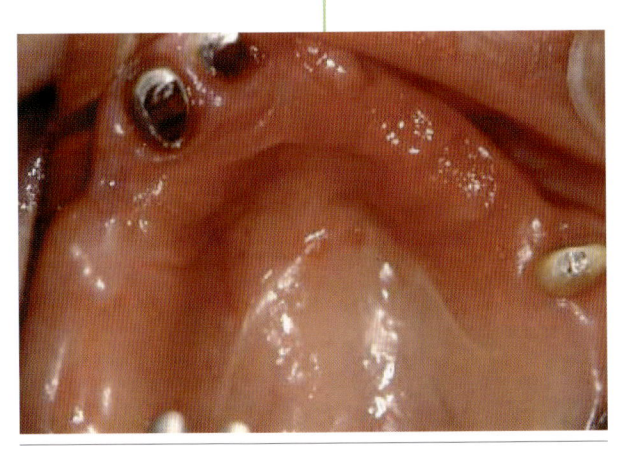

図7-42 修復直前の上顎（1979.11.）．支台歯は4本である．

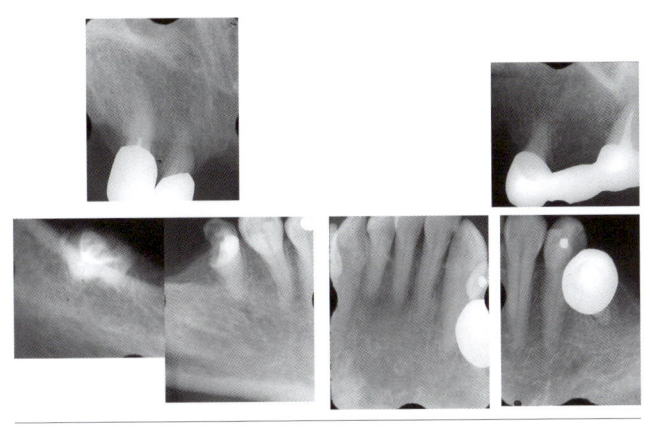

図7-43 初診に近い時期のエックス線写真（1979.6.）．歯周組織の破壊はみられない．

症例 7-3　36年間の長期経過観察により"力"の有無が顎口腔系の健康にとりどれほど重要かを学んだ症例（つづき）

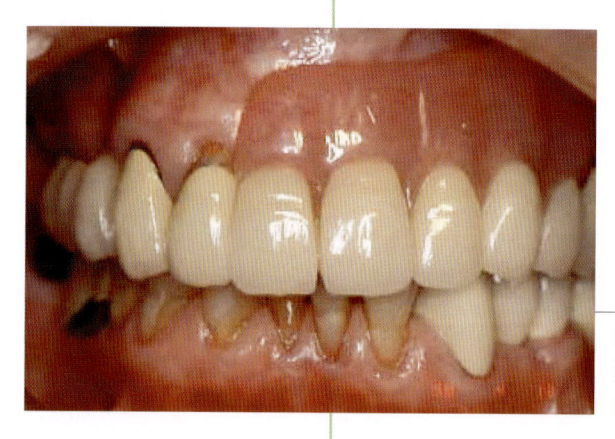

図7-44　初診から19年後（1998.4.）の口腔内写真．右側の顎堤の後退部には人工歯肉をレジンで製作している．クロスアーチブリッジの動揺はみられない．

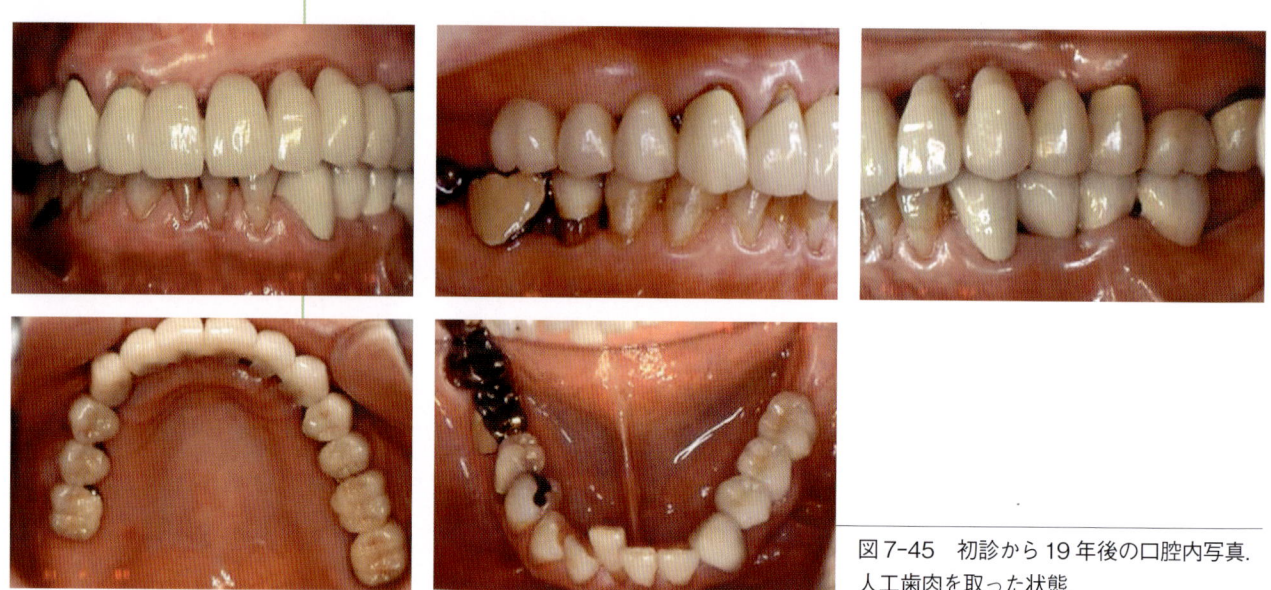

図7-45　初診から19年後の口腔内写真．人工歯肉を取った状態．

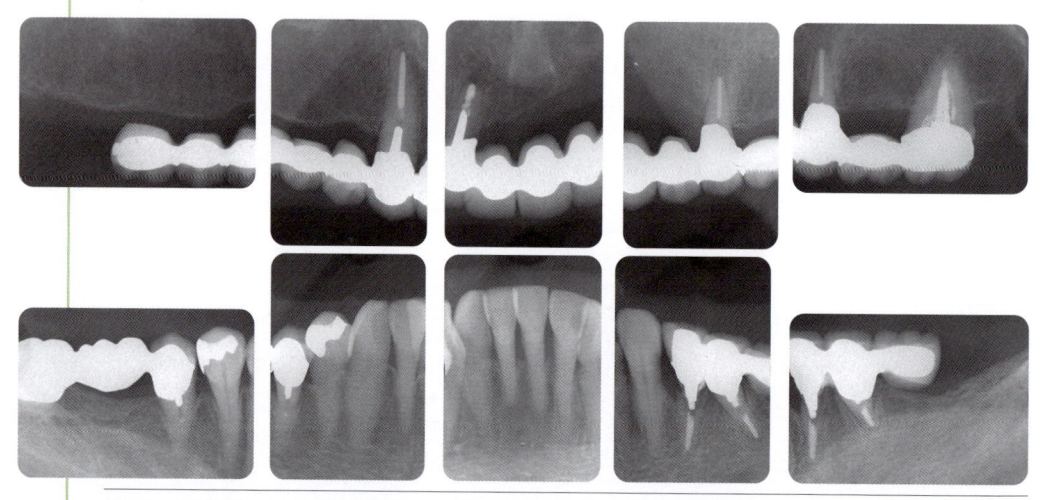

図7-46　初診から23年後のエックス線写真（2002.10.）．歯根膜腔の拡大もなく安定した状態．

7 "力" のコントロールの実際

症例 7-3 36年間の長期経過観察により "力" の有無が顎口腔系の健康にとりどれほど重要かを学んだ症例（つづき）

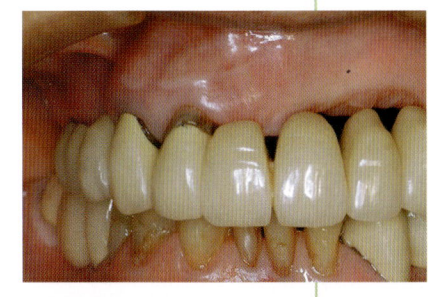

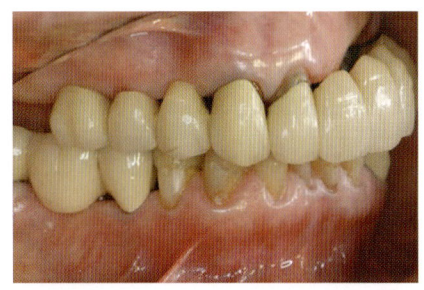

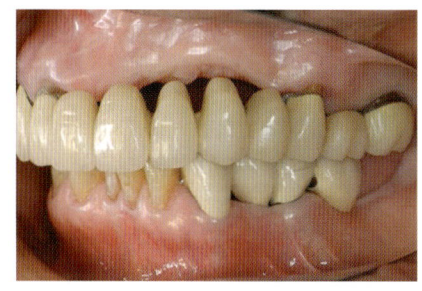

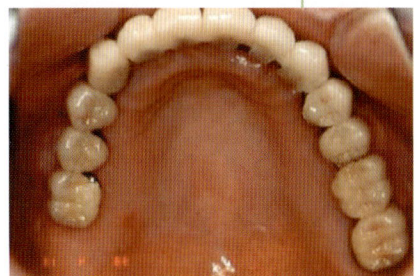

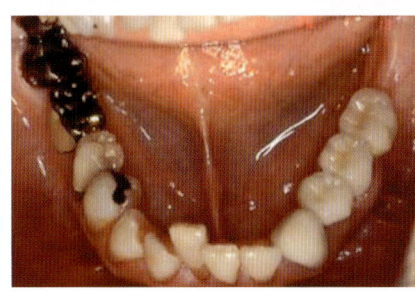

図 7-47 初診から 33 年後の口腔内写真（2012.2.）.
プラークコントロールもよく歯肉も安定している．定期的なリコールにも応じている．クロスアーチブリッジの動揺もない．初診時 39 歳だった患者は，現在 75 歳になった．

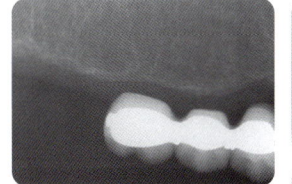

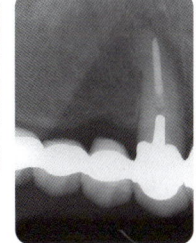

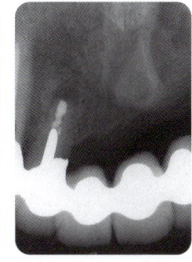

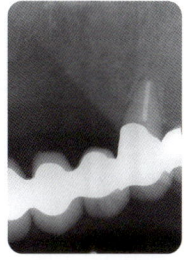

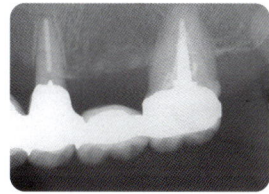

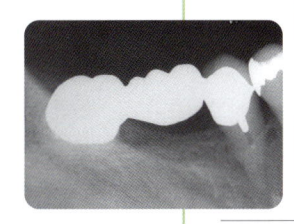

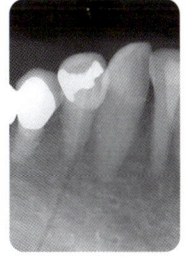

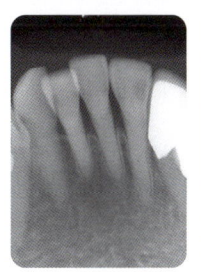

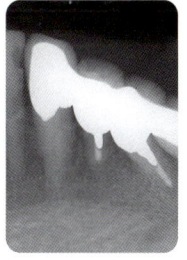

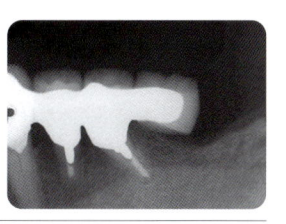

図 7-48 初診から 33 年後のエックス線写真．歯槽骨も安定している．歯周病の進行は認められない．

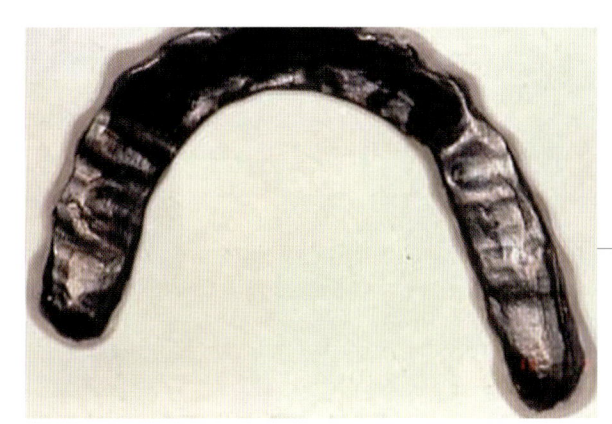

図 7-49 SB の評価は B-1. "力" は弱い．
現在まで 36 年間，歯周病の進行やクロスアーチブリッジの脱落や破損もみられない．

参考文献

第1章

1) 加藤　熈：最新歯周病学．医歯薬出版，東京，1994．
2) Nyman S, Lindhe J, Lundgren D：The role of occlusion for the periodontal tissue support. *J Clin Periodontol.* 1975；**2**：53．
3) Polson AM, Meitner S W, Zander HA：Trauma and progression of marginal periodontitis in squirrel monkeys. III. Adaptation of interproximal alveolar bone to repetitive injury. *J Periodont Res.* 1976；**11**：279-289．
4) Glickman I, and Smulow JB：Effect of excessive occlusal forces in the human. *J Periodontol.* 1965；**36**：141-147．
5) Waerhaug J：The angular bone defect and its relationship to trauma from occlusion and down-growth of subgingival plaque. *J Clin Periodontol.* 1979；**6**：61-82．
6) Deporter DA, Zarb G：The periodontium：Responces to occulusal forces. *In*：A Textbook of Occulusion. Mohl ND（ed.）. 227-233, Quintessence, Chicago, 1988．

第2章

1) Rugh JD, Johnson RW：Temporal analysis of nocturnal bruxism during EMG feedback. *J Periodontol.* 1981；**52**：263-265．
2) 加藤義弘，加藤　熈，小鷲悠典：睡眠中のBruxismの研究─睡眠中の顎運動記録装置の開発とBruxism自覚者と無自覚者の比較検討─．日歯周誌．1992；**34**：416-429．
3) 押見　一：術後に見られる修復物表面の皺襞．日本歯科評論．1994；**626**：145-157．
4) 池田雅彦．治りやすい歯周病と治りにくい歯周病．ヒョーロンパブリッシャーズ，東京，2011．
5) 菅原哲夫，池田雅彦，関　滋之，池田和代：自己観察によるSleep Bruxismの治療法．日歯周誌．2012；**54**（春季特別号）：130．
6) 菅原哲夫，池田雅彦：新しく試作したオクルーザルスプリント用のレジンの特性について．デンタルダイヤモンド．1999；**24**：84-85．
7) 池田雅彦，菅原哲夫，関　滋之：ブラキシズム評価用オクルーザルスプリントの製作法と使用法─I 製作法について─．日本歯科評論．2009；**69**(1)：127-134．
8) 池田雅彦，菅原哲夫，関　滋之：ブラキシズム評価用オクルーザルスプリントの製作法と使用法─II 使用法について─．日本歯科評論．2009；**69**(2)：115-120．

第3章

1) Ikeda M, Sugawara T, Ohmura S, Ohmori H：Kato H. The relationship between the degree of bruxism and the progression of periodontal disease. *J Periodontol.* 1997；**68**：405-406．
2) 友永章雄，池田雅彦，加藤　熈，大畑　昇：Sleep bruxismが修復物脱落に及ぼす影響．補綴誌．2005；**49**：221-230．
3) 松本清一ほか：上顎第一大臼歯分岐部形態の定量的観察．日歯保誌．1987；**30**：698-705．
4) Ross IF, Thompson RH：Furcation Involvement in Maxillary and Mandibular Molars. *J Periodontol.* 1980；**51**(8)：450-454．
5) Carnevale G, Pontoriero R, Hurzeler MB：Management of furcation involvement. *Periodontology 2000.* 1995；**9**：66-89．
6) 大森広雄，池田雅彦，加藤　熈：大臼歯の根分岐部病変に及ぼすブラキシズムの影響に関する臨床的研究．日歯周誌．1997；**39**(4)：456-466．
7) Heitz-Mayfield LJ, et al. Does excessive occlusal load affect osseointegration? An experimental study in the dog. *Clin Oral Impl Res.* 2004；**15**（3）：259-68．
8) Kozlovsky A, et al. Impactof implant overloading on the peri-implant bone in inflamed and non-inflamed peri-implant mucosa. *Clin Oral Impl Res.* 2007；**18**：601-610．
9) Pjetursson BE, et al. A systematic review of the survival and complication rates of implant-supported fixed dental prostheses（FDPs）after a mean observation period of at least 5 years. *Clin Oral Impl Res.* 2012；**23**：22-38.）

第 4 章

1) Boyens PJ : Value of autosuggestion in the therapy of bruxism and other biting habits. *J A D A*. 1940 ; **27** : 1773-1777.
2) Goldberg G : The psychological, physiological and hypnotic approach to bruxism in the treatment of periodontal disease. *J Am Soc Psych Dent Med*. 1973 ; **20**(1) : 73-91.
3) Mikami DB : A review of psychogenic aspects and treatment of bruxism. *J Prosthet Dent*. 1977 ; **37** : 411-419.
4) Heller RF, Forgione AG : An evaluation of bruxism control : Massed negative practice and automated relaxation training. *J Dent Res*. 1975 ; **54** : 1120-1123.
5) 押見　宏：世の中にブラキシズムのなかりせば―総合診断の重要項目としてブラキシズムを―．日本歯科評論．1992；**598**：77-88．
6) 池田雅彦，菅原哲夫，岡村　謙：ブラキシズムの治療―特に自己暗示療法について（上）（中）（下）―．日本歯科評論．2002；**62**(6)：113-121，**62**(7)：135-142，**62**(8)：147-157．
7) 菅原哲夫，池田雅彦，関　滋之，池田和代：自己観察による Sleep Bruxism の治療法．日歯周誌．2012；**54**(春季特別号)：130．
8) 菅原哲夫，池田雅彦：Bruxism の治療法―自己暗示法について―．補綴誌．1997；**42**(第98回秋季特別号)：34．

第 5 章

1) 畢　良佳，池田雅彦，菅原哲夫，坂上竜資，川浪雅光，加藤　熙：咬合性外傷に関する研究―外傷力による歯根吸収および歯牙歯折について―．日歯周誌．1998；**40**(秋季特別号)：150．
2) 畢　良佳，菅原哲夫，池田雅彦：咬合力に関する研究―咀嚼力について―．補綴誌．1998；**42**(100回特別号)：92．
3) 池田雅彦：咬合・咀嚼は歯周病にどのような影響を与えるのか．In 歯周病と全身の健康を考える．財団法人　ライオン歯科衛生研究所編．144-153．医歯薬出版，東京．2004．
4) 池田雅彦：治りやすい歯周病と治りにくい歯周病．ヒョーロンパブリッシャーズ，東京，2011．
5) 菅原哲夫，池田雅彦，関　滋之，友永章雄，有馬太郎，大畑　昇：咀嚼時における歯の外傷力と摂食した食物硬さとの関連について．補綴誌．2010；**1**(118)：154．

第 6 章

1) 池田雅彦：イニシャルプレパレーションと再評価．歯科ジャーナル．1988；**27**(1)：45-55．
2) 池田雅彦，佐藤昌美，鴫原康子：成功する歯周治療―歯科衛生士 なにする？　どうする？―．医歯薬出版，東京，2003．
3) 池田雅彦：治りやすい歯周病と治りにくい歯周病．ヒョーロンパブリッシャーズ，東京，2011．

第 7 章

1) 池田雅彦，佐藤昌美，鴫原康子：成功する歯周治療―歯科衛生士 なにする？　どうする？―．医歯薬出版，東京，2003．
2) 池田雅彦：治りやすい歯周病と治りにくい歯周病．ヒョーロンパブリッシャーズ，東京，2011．
3) 菅原哲夫，池田雅彦，加藤　熙：夜間のブラキシズムに与える咬合性因子と中枢性因子の役割に関する研究．日歯保誌．2000；**43**：1220-1227．
4) 岡村　謙，池田雅彦，大畑　昇：オクルーザルスプリントを用いた Sleep Bruxism の研究―スプリント上に形成されたファセットと閉口運動路の解析―．日歯保誌．2002；**45**：1140-1146．
5) 池田雅彦，菅原哲夫，関　滋之：ブラキシズム評価用オクルーザルスプリントの製作法と使用法―Ⅱ．使用法について―．日本歯科評論．2009；**69**(2)：115-120．

［ガイダンスの回答］

Q1の答え：
　"力"の種類は，咀嚼時の過度な咬合力です．明らかに"力"が関与していると思われますので，睡眠時ブラキシズム（SB）の診断を行いました．SBの診断値は，中程度のB-2でした．自己暗示法でB-1までコントロールしました．咀嚼時の咬合力は強いM-2でした．

Q2の答え：
　"力"の種類は強いSBです．池田式SB評価法でのSBの診断値は，強いB-3でした．

Q3の答え：
　上顎左側第二大臼歯咬合面に摩耗が認められます．"力"は，咀嚼時の過度の咬合力です．

Q4の答え：
　"力"の種類はSBと咀嚼時の過度の咬合力の合算です．

Q5の答え：
　下顎前歯に摩耗が認められます．"力"は，咀嚼時の過度の咬合力です．

Q6の答え：
上の図（A）：
　"力"の種類は強いSBです．池田式SBでの評価は，強いB-3でした．
下の図（B）：
　歯にはファセット（咬耗）がみられませんが"力"の種類は強いSBです．睡眠クリニックでのPSG（ポリソムノグラフィー）データによりSBが原因で睡眠障害と診断された患者です．SBをコントロールし睡眠障害を治療するために，紹介により当院に来院しました．PSGデータによって睡眠中のイベント回数とクレンチングかグラインディングかの区別，およびイベントのときに脳が覚醒したかどうかがわかります．当院でのSBの評価はB-2強でした．
　A，Bのケースから，口腔内の歯の咬耗・摩耗などを観察するだけで"力"の診断を行うと診断ミスをします．Aでは歯に咬耗がみられ，Bではみられませんが，どちらも強いSBです．

おわりに

　現在，睡眠時ブラキシズム（SB）は，コントロール不可能と考えられているが，その評価法が確立していないことがSBの強さの変化を確定できないのかもしれない．池田式SBの強さの評価法は目に見えない"力"を目に見える形にしたユニークな方法である．そのことでPSGデーターとの比較もでき，SBのコントロールへの効果を確かめることが出来た．SBをコントロールできるようになったにもかかわらずコントロール後にも"力"の影響が見られる，このようなケースがあり，SB以外にも咀嚼時の咬合力が強いSBに匹敵するようなケースがあることに気づかされた．

　今後，加齢，睡眠の生理，人間の心理，などの研究が進むことによって更なる"力"についての理解や対応法が行えるようになるであろう．

　最後に，以前（平成9年）筆者が"歯科評論"に連載した（12回）論文の最後の項を著名な物理学者であった故松尾武清　大阪大学大学院物理学講座教授に読んでいただいた感想文を紹介する．

> **"力"について**
> 「"力"は多くの世界で色々な使われ方をしています．英語にしても　force　power　strength might………と日本語よりも多いです．力（force）は狭義には物理学用語です．その基本は（1）重力（2）電磁波（3）核力（4）弱い相互作用です．それらを統一的に1つの原因から導きだそうと努力しているところです．筋力は電磁力です．しかし同時に"力"は日常生活でもよく使われます．忍耐力，生命力，活力等々です．貴君のこの論文シリーズは"力"が主命題とおもいました．多分すでに触れられたとおもいますが，"力"は自然現象を引き起こす根源であり，したがって自然科学の基礎中の基礎なのです．そのような観点から今度一層この研究を発展させていかれますことを希望しています．」

謝辞

　私の恩師である故石川純先生，加藤熈先生，いつも温かいアドバイスをいただいた故押見宏先生，押見一先生，谷口咸夫先生，いつも診療をサポートしてくれる当クリニックのスタッフ，および旧スタッフ，一緒に臨床研究や臨床を行って来た菅原哲夫先生，畢良佳教授，友永章雄先生，岡村謙先生，大森広雄先生，関滋之先生，に感謝いたします．

　インプラントと"力"へのアドバイスならびに症例を提供していただいた三上格先生に深謝いたします．

　ファセットレジン®，ファセットレジンマーカー®の開発にに多大な援助をしていただいた（株）ジーシー元研究所所長の広田一男氏，ならびにジーシー研究所の研究員の各位にまた本書の編集や内容に多大な努力をしていただいた佐山安夫氏に深く感謝いたします．

索 引

あ
I. P.　80, 84
I. P. システム　80
アタッチメントロス　26

い
異常機能習癖　10
イニシャルプレパレーション　80, 84
インプラント周囲炎　34
インプラント治療　38
インプラントと"力"　34

え
SB　10, 24, 78, 80, 90, 94, 96, 97, 100, 101, 102
SBコントロールの重要性　49
SBにおける下顎運動　102
SBのコントロール　40, 96, 97
SBのタイプの評価　19
SBの強さ　36
　　——とインプラント　34
　　——と顎関節症　33
　　——と根分岐部病変　25
　　——と修復物の脱落　24
　　——の評価　19
SBの評価　54, 59, 69, 74, 75, 93, 94, 96, 97, 98, 105
SBの評価法　10, 12
SB評価の手順の実際　19
SB評価の要点　13
SB評価用オクルーザルスプリント　70, 75, 95, 96, 98, 100, 101, 102
　　——製作　16
　　——の使用法　18
SB評価用のレジン　56
SBを減少させる治療法　40
炎症の因子　27
炎症のコントロール　78

お
オクルーザルスプリント　14, 54, 55, 80, 84, 90, 93, 94, 94, 101, 104, 105

か
下顎誘導点　103
顎運動装置　10
顎口腔系　8
覚醒時のブラキシズム　54, 58, 64
仮着セメントの溶解　67
冠脱落　66
鑑別診断　96, 97

き
筋電計　10

く
食いしばり　94
くさび状欠損　94
グラインディング型　14

クレンチング型　14
クロスアーチブリッジ　85

こ
口腔内観察　13, 66
口腔内の観察　94
咬合高径　54, 104
咬合性外傷　8, 69, 95
　　——の実態　6
鉤歯の動揺　69
咬耗　54, 78
骨縁下欠損　95
混合型　14
コンプレックス・ファクター　74, 78
根分岐部病変　30, 95
　　——の罹患率　25

し
自己暗示法　40, 45, 74, 77, 80, 90, 93, 100, 101, 105
　　——によるSBのコントロール　40
　　——の効果　41, 42
　　——の臨床手順　40, 41
　　——を成功させるポイント　41
自己観察　14, 80, 100, 105
　　——によるSBのコントロール　47
　　——の記録　47
歯根歯折　54
歯根膜腔の拡大　69, 70, 95
歯周基本治療　69
歯槽硬線　69, 70
習慣性閉口運動路　103
重度歯周炎　27
重度慢性歯周炎　30
修復物の脱落に関与する因子　24
修復物の脱落の原因　24
食事記録　63

す
Sleeping Bruxis　10
睡眠クリニック　11
睡眠時のブラキシズム　10, 24, 54, 59, 64, 80
睡眠障害の症例　43
スプリントの製作法　16

せ
cemental tears　95
生理的動揺　71, 72
セメント質剥離　95

そ
早期接触　98, 100, 101
咀嚼時の咬合力　8, 34, 54, 55, 58, 61, 63, 64, 66, 67, 68, 69, 74, 77, 78, 80, 94, 96, 98, 101
　　——のコントロール　72, 84, 98, 101
　　——の評価　56, 59, 63, 97
咀嚼時の咬合力評価用スプリント　59, 61, 62, 64, 66, 67, 77, 94, 96, 98

た
ダウンヒル　6, 24

ち
"力"　54, 78, 80, 82, 85, 90, 93, 94, 96, 97, 98, 100
　　——とは　6
　　——のコントロール　78, 80, 81, 82, 84
　　——の評価　84, 94
　　——の要因　6
　　——への気づき　2
　　——へのモチベーション　101

と
動揺　69, 71, 72

に
日中のブラキシズム　55, 58, 96, 97, 98

は
歯ぎしり　94
破折　74
歯の動揺　67, 86
歯の動揺度　95

ひ
PSG　10
PSGデータ　42
昼間ブラキシズム評価用スプリント　77

ふ
ファセット　54, 55, 58, 75, 78, 94, 102, 103, 104
複合要因　74
複製義歯　54, 55, 58, 59, 66, 67
プラークコントロール　80, 81
ブラキシズム　84
　　——の自覚　13
　　——の臨床評価　10, 12
ブラキシズム関連症候群　102
ブラキシズム評価法の特徴　16
プロービングデプス　69, 71, 72, 77, 86, 94
プロービングデプスパターン　95

ほ
Polysomnography　10

め
メインテナンス　73, 75
メインテナンスプログラム　101

も
モチベーション　66, 80, 82, 104
モニタリング　101
問診　66, 94, 96

【著者略歴】

池田 雅彦
(いけだ まさひこ)

1973年　北海道大学歯学部卒業
1973年　北海道大学歯学部保存学第2講座 助手
1976年　札幌市開業
　　　　北海道大学歯学部 非常勤講師
1978年　東日本学園大学歯学部 非常勤講師
1983年～1988年　札幌歯科医師会 理事
1988年～1990年　北海道歯科医師会 理事
1995年　日本歯周病学会 認定医 評議員
1997年　日本歯周病学会指導医
1999年　新潟大学歯学部 非常勤講師
2000年　ハルビン医科大学 名誉教授（中国）
2002年　北海道大学歯学部 臨床教授
2002年　日本臨床歯周病学会 理事
2002年　日本歯周病学会 理事
2004年　日本臨床歯周病学会　指導医
2006年　日本臨床歯周病学会 副理事長
所属学会
　　日本歯周病学会　日本臨床歯周病学会　日本補綴歯科学会
　　日本睡眠学会

"力"のマネージング
—"力"のコンプレックス・シンドロームを超えて—

ISBN978-4-263-44453-5

2015年9月10日　第1版第1刷発行

著　者　池　田　雅　彦
発行者　大　畑　秀　穂
発行所　医歯薬出版株式会社

〒113-8612　東京都文京区本駒込 1-7-10
TEL.（03）5395-7638（編集）・7630（販売）
FAX.（03）5395-7639（編集）・7633（販売）
https://www.ishiyaku.co.jp/
郵便振替番号 00190-5-13816

乱丁，落丁の際はお取り替えいたします．　　印刷・三報社印刷／製本・愛千製本所

Ⓒ Ishiyaku Publishers, Inc., 2011. Printed in Japan

本書の複製権・翻訳権・翻案権・上映権・譲渡権・貸与権・公衆送信権（送信可能化権を含む）・口述権は，医歯薬出版（株）が保有します．
本書を無断で複製する行為（コピー，スキャン，デジタルデータ化など）は，「私的使用のための複製」などの著作権法上の限られた例外を除き禁じられています．また私的使用に該当する場合であっても，請負業者等の第三者に依頼し上記の行為を行うことは違法となります．

JCOPY ＜（社）出版者著作権管理機構 委託出版物＞
本書をコピーやスキャン等により複製される場合は，そのつど事前に（社）出版者著作権管理機構（電話03-3513-6969, FAX 03-3513-6979, e-mail:info@jcopy.or.jp）の許諾を得てください．